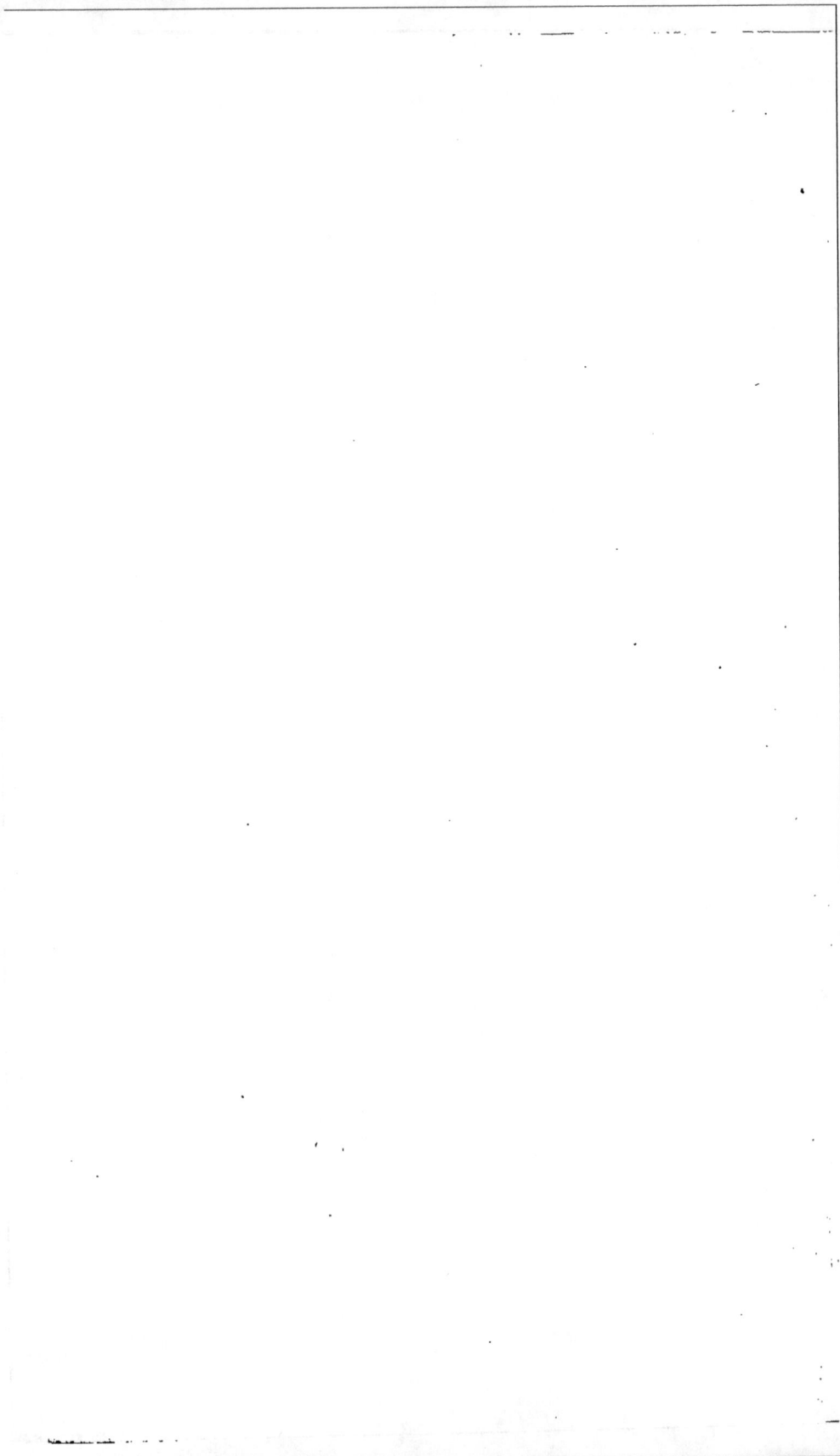

ESSAI

DE

TOPOGRAPHIE MÉDICALE

DE LA

BASSE-COCHINCHINE

par

A. GUEIRARD,

Docteur en médecine, ex-médecin de la Marine,
ancien interne des hôpitaux de Marseille.

> Le mérite des relations dépend de la
> vérité et de la sincérité avec lesquelles
> elles sont écrites.
>
> BACON. (OEuvres philos., mor. et polit.)

TOULON

TYPOGRAPHIE ET LITHOGRAPHIE F. ROBERT,
Boulevard de Strasbourg, 56.

—

1872

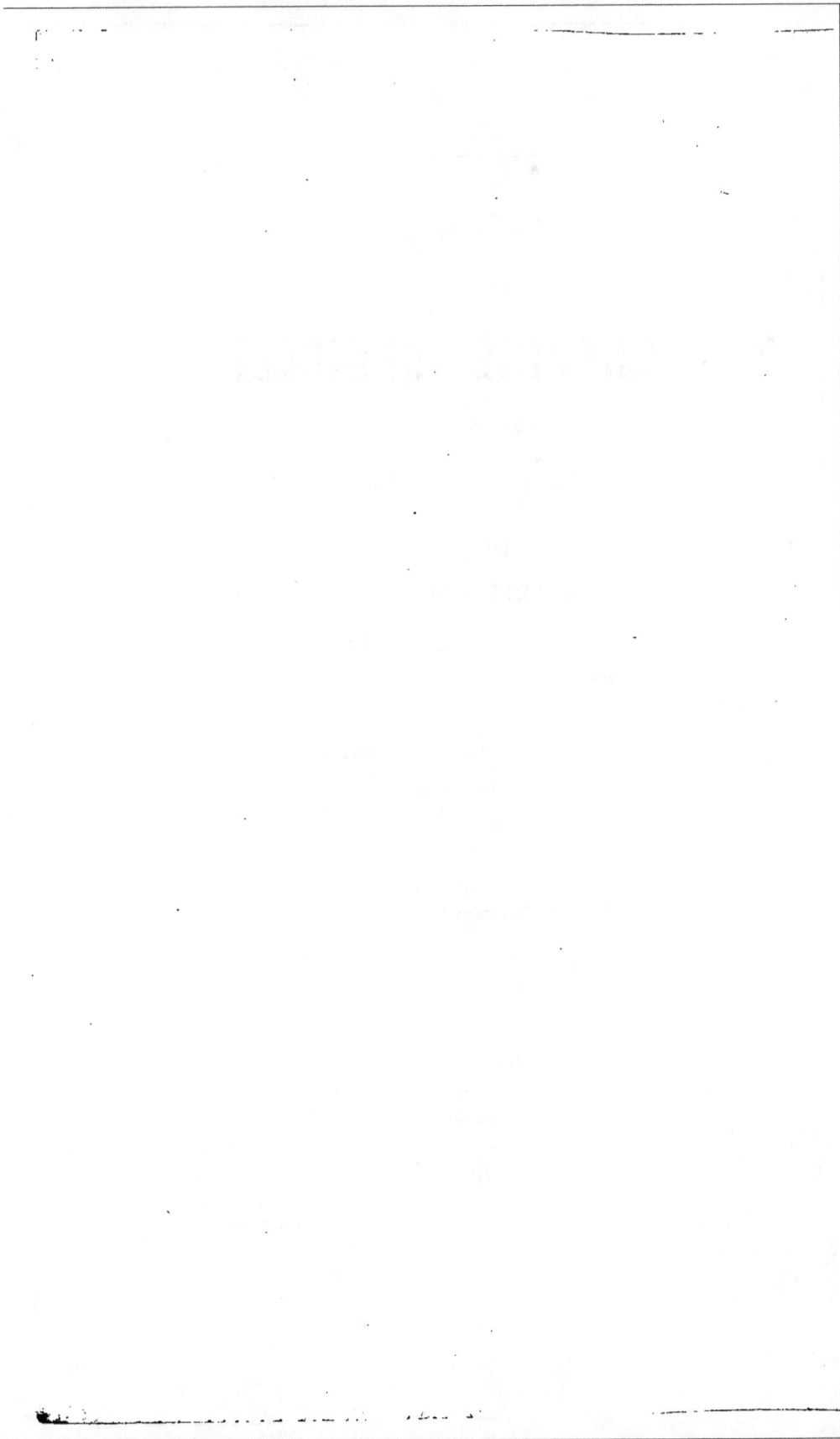

ESSAI

DE

TOPOGRAPHIE MÉDICALE

DE LA

BASSE-COCHINCHINE

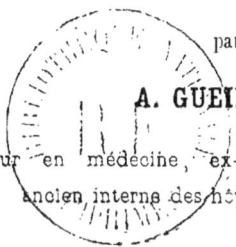

par

A. GUÉRARD,

Docteur en médecine, ex-médecin de la Marine,
ancien interne des hôpitaux de Marseille.

> Le mérite des relations dépend de la
> vérité et de la sincérité avec lesquelles
> elles sont écrites.
>
> BACON. (OEuvres philos., mor, et polit.)

TOULON

TYPOGRAPHIE ET LITHOGRAPHIE F. ROBERT,

Boulevard de Strasbourg, 56.

—

1872

A MON EXCELLENT ONCLE

François COULOMB

Faible témoignage d'une affection sincère
et de ma profonde reconnaissance.

A. G.

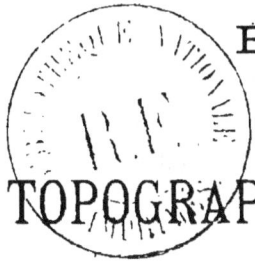

ESSAI

DE

TOPOGRAPHIE MÉDICALE

DE LA

BASSE-COCHINCHINE

La Basse-Cochinchine ou Cochinchine française est située dans la partie orientale de la presqu'île d'Indo-Chine et comprise entre les 9e et 13e degrés de latitude N. et les 102e et 105e degrés de longitude E. Ses limites sont au Nord et au Nord-Ouest le royaume de Cambodge, au Sud-Ouest le golfe de Siam, au Sud et au Sud-Est la mer de Chine et à l'Est d'immenses forêts et une série de montagnes qui la séparent de l'empire d'Annam. Elle constitue le bassin d'embouchure du Cambodge ou Mékong, grand fleuve dont les sources remontent à l'immense massif montagneux du Thibet et qui se jette dans l'Océan indien après un parcours évalué à 5,000 kilomètres.

Elle est formée de six provinces qui sont de l'Est,

à l'Ouest : Bien-Hoa, Saïgon, Mytho, Vinh-Long, Chaudoc et Hatien. Les trois premières, situées à l'Est du fleuve, ont été cédées à la France par le traité de 1862 ; les trois autres, à l'Ouest, ont été conquises en 1867 et réunies à nos possessions primitives.

I. — DU SOL.

Le Mékong en pénétrant dans la Basse-Cochinchine se divise en deux bras principaux qui prennent les noms de fleuve antérieur et fleuve postérieur, se dirigent vers le Sud-Est après s'être subdivisés plusieurs fois, et avoir fourni dans leur trajet d'innombrables canaux auxquels on a appliqué le nom espagnol d'*arroyos*. Ces arroyos donnent naissance à des canaux secondaires qui s'anastomosent entre eux et entrecoupent le Delta du Mékong.

Un autre grand fleuve arrose la partie orientale du pays : le Donnaï, qui prend sa source dans le N.-E. de la Basse-Cochinchine, coule d'abord vers le S.-O., se dirige ensuite au Sud, et reçoit, par sa rive droite, la rivière de Saïgon. Peu après le confluent il y a une bifurcation en deux grandes branches : celle de l'Est, la plus grande et la plus importante, conserve le nom de Donnaï ; celle de l'Ouest, très large mais peu profonde, est connue sous le nom de Soirap et reçoit le grand et le petit

Vaïco, rivières qui ont leur source dans le royaume de Cambodge et qui se jettent dans le fleuve après avoir traversé toute la Basse-Cochinchine du Nord au Sud. D'une largeur considérable et d'une profondeur moyenne de dix brasses, le Donnaï peut recevoir les plus grands navires et c'est la route que suivent ceux-ci pour se rendre à Saïgon, chef-lieu de notre possession.

Les différentes branches du Cambodge sont loin d'avoir la même importance que le Donnaï ; leurs embouchures sont obstruées de vase et de sable, et ces dépôts de matériaux terreux s'étendant et s'exhaussant chaque année reculent insensiblement la mer et agrandissent d'une manière visible quoique lente, le sol de notre colonie.

En effet, la Basse-Cochinchine a été conquise sur la mer par le Cambodge. A Bassac, à plus de cent lieues de l'embouchure du fleuve, et au-dessus de deux grands affluents dont l'un égale le Nil, le Mékong a une largeur de 2.300 mètres, et d'après M. F. Garnier, charrie 60,000 mètres cubes d'eau par seconde. On peut facilement se faire une idée de l'énorme quantité de débris terreux qu'il doit transporter à l'époque des hautes eaux quand elles sont devenues jaunes et bourbeuses. Tous ces débris sont composés principalement d'argile. Enfin le sol du Delta étant au-dessous du niveau des fortes marées, surtout pendant les grandes crues qui corres-

pondent à la saison des pluies et à la fonte des
neiges des montagnes du Thibet, la culture n'y est
possible que grâce à des talus qui empêchent
l'envahissement des terres cultivées par les eaux
saumâtres.

Sol alluvionnaire et uniforme, reposant sur un
sous-sol argileux, innombrables cours d'eau dans
lesquels la marée se fait partout sentir, tels sont les
caractères principaux qui avec les phénomènes météorologiques vont donner à la climatologie son ca-
chet spécial.

Ces milliers de cours d'eau qui sillonnent en
tous sens le pays entretiennent une atmosphère humide et par là meilleure conductrice des émanations
nuisibles. Sur leurs bords, une épaisse végétation
de palétuviers dont les nombreuses racines mises à
nu par le retrait des eaux, à chaque marée, retien-
nent une partie des matériaux fangeux que charrient
les arroyos, forme avec les berges recouvertes de
vase des foyers d'infection multiples. Au moment
de la haute mer, les eaux pénètrent de toutes parts
dans l'intérieur des terres, alimentant sans cesse ces
immenses marais qu'inévitablement on trouve, en
Cochinchine, de chaque côté des rivières. Ces marais sont à eaux saumâtres : la présence du palé-
tuvier qui périt dans les eaux douces suffit pour
l'indiquer.

Dans l'intérieur des terres, sont au contraire les

marais à eau douce qu'alimentent les pluies de l'hivernage et que dessèche au moins en partie le soleil brûlant de l'été. Ils occupent une superficie variable ; quelques-uns ont une étendue considérable, entre autres celui qui est connu sous le nom de *Plaine des joncs* et qui n'a pas moins de 1,500 kilomètres carrés de surface. Le Sud de la province d'Hatien est recouvert de marécages sur une étendue de 1,200 lieues carrées.

L'argile est l'élément essentiel de ces marais et la proportion qu'on en rencontre dans les divers terrains permet d'apprécier leur degré de salubrité. L'argile agit non-seulement par son imperméabilité en s'opposant à l'écoulement des eaux, mais encore en augmentant la fertilité des alluvions et donnant naissance ou favorisant une végétation puissante et touffue. Au voisinage des forêts le sol est sablonneux et, quoique reposant sur un sous-sol argileux, les marécages y sont bien moins nuisibles : la différence est toute dans le degré de végétation.

Nous nous contenterions de mentionner la nocuité plus grande des marais à eaux saumâtres si M. Thorel (1) n'avait émis l'opinion que contrairement à ce qu'on observe en Europe et dans beaucoup de pays chauds, le mélange des eaux salées aux eaux

---

(1) Notes médicales du *Voyage d'exploration du Mékong et de Cochinchine*, Paris, 1870.

douces, en Indo-Chine, n'implique en aucune façon une augmentation d'insalubrité. Il se fonde sur ce que dans plusieurs parties du Laos inférieur où les habitants recueillent, à la fin de la saison sèche, le sel de cuisine dans les rizières qui confinent aux villages, la population est aussi vigoureuse que sur les autres points du pays et ne souffre pas davantage des maladies paludéennes. Non-seulement ces marais ne sont pas plus dangereux, d'après M. Thorel, les plus redoutables, dit-il, sont précisément ceux où l'eau reste douce. A l'appui de son assertion il cite le poste de Bao-Chan qu'il a fallu abandonner tellement il était insalubre pendant l'hivernage. Nos observations personnelles sont en désaccord avec celles de notre collègue. Comme lui nous avons vu, en effet, sur plusieurs points, des marais à eaux saumâtres moins dangereux que d'autres à eaux douces, mais toujours nous avons pu constater, dans ces cas, que l'innocuité relative des premiers était due à la nature sablonneuse du sol des contrées dans lesquelles on les rencontrait. Quant au poste de Bao-Chan où le nombre des fiévreux dépassait souvent la moitié de la garnison, nous trouvons la cause de son insalubrité dans les terres purement argileuses sur lesquelles il était établi et dans la grande fertilité du sol. Il est évident qu'on ne peut comparer le degré d'action de ces deux sortes de marais, si l'on ne se place dans des

conditions absolument identiques. La ville d'Hatien
est environnée de marais saumâtres : on sait
qu'elle est un des points les plus malsains de la Cochinchine. D'ailleurs à Bariah et à Soc-Trang qui
possèdent 583 hectares de marais salants, les fièvres
périodiques devenaient très communes lorsque ceux-
ci étaient parfois abandonnés.

L'agriculture devait utiliser un pareil sol ; aussi
les rizières sont-elles nombreuses en Cochinchine
et constituent-elles l'élément de richesse du pays
le plus important. Si l'on excepte les terres élevées
de Bien-Hoa et Tay-Ninh que recouvrent de magni-
fiques forêts, la culture du riz se fait dans tous les
points qui ne sont pas envahis par les eaux des
fleuves, et à peu près à l'exclusion de toute autre.
D'après les documents officiels (1) les terres cultivées représentent une surface de 297,460 hectares
dont 231,740 hectares de rizières. Après viennent
la canne à sucre, le bétel, le mûrier 5,463 hectares,
les aréquiers et les cocotiers 35,661 hectares, le
jardinage, les arachides, les légumes 20,710 hectares et les palmiers d'eau 3,884.

Les rizières, en Cochinchine, présentent au point
de vue hygiénique tous les inconvénients qu'on leur
attribue, en général, dans les autres pays : sta-
gnation des eaux répandues en couche mince à la

---

(1) *Annuaire de la Cochinchine*, 1869.

surface du sol, nécessité de remuer, de bouleverser le sol au moment des travaux de culture, ce qui le transforme en un véritable lac de boue. Aussi, est-ce pendant les trois mois consacrés au labourage des rizières que les émanations qui se dégagent de ces marais artificiels déterminent des fièvres graves.

L'uniformité du sol n'est interrompue que par quelques montagnes granitiques dont les principales sont celles de Bariah, de Chaudoc et celle de Tay-Ninh. Leur hauteur ne dépasse pas 400 mètres.

A l'Est, au Nord-Est et au Nord, en se rapprochant des frontières de la Cochinchine, le sol s'exhausse sensiblement, et d'immenses forêts y remplacent la végétation des marais. Dans l'Inspection de Tay-Ninh, les cultures sont à peu près insignifiantes ; en revanche, l'arrondissement possède environ 250,000 hectares de forêts, et la ville, située à leur limite, se trouve dans des conditions hygiéniques bien préférables à celles que nous avons rencontrées jusqu'ici, et qui la font citer comme le point le moins insalubre de la colonie Ces forêts protègent les environs contre la violence des moussons, et surtout, dans la saison sèche, modèrent l'intensité des chaleurs.

Le séjour dans le centre de ces forêts est au contraire défavorable au plus haut degré ; l'air s'y renouvelle difficilement et se sature, pour ainsi dire, de toutes les émanations qui s'élèvent du sol ; une humidité excessive de l'atmosphère, favorisée par le défaut d'insolation hâte la décomposition des détritus végétaux qui s'accumulent sur un sol déjà recouvert par une épaisse couche d'humus. Les indigènes redoutent avec raison les fièvres qu'on y contracte et qui ont un caractère si particulier qu'ils les ont désignées sous le nom de *fièvres des bois*. Les tribus des Moïs qui habitent ces forêts ont le soin d'établir dans tous les sens de larges routes qui en multipliant les moyens de communication donnent accès à l'air, et de ne construire leurs abris que sur les arbres pour éviter, au moins en partie, les effluves que le sol humide condense à la partie inférieure de l'atmosphère.

Enfin, sur quelques points de la colonie, à Thu-Dau-Mot et à l'Est du cercle de Bariah, le sol ne présente aucun des inconvénients que nous avons signalés : son inclinaison y permet un facile écoulement des eaux que favorise encore la moindre proportion d'argile qu'on y rencontre ; le voisinage des terres boisées modère l'action de la chaleur, et cependant, ces points en apparence privilégiés sont insalubres une partie de l'année. Leur luxuriante végétation fournit les matériaux que décomposeront l'humidité et une température élevée, et pendant l'hivernage se dégageront des effluves qui rendront ces contrées aussi redoutables que les pays à marais. A l'approche de l'été, au contraire, le sol sera promptement desséché, et nous verrons ces mêmes lieux où les fièvres étaient communes pendant la saison des pluies, être exempts de toute endémie alors que le miasme paludéen exercera ses ravages dans les endroits marécageux.

L'aspect du littoral maritime ne diffère pas de celui des rives du fleuve. Les côtes sur une longueur de 155 lieues sont bordées de palétuviers et le retrait des eaux laisse à découvert une longue bande de terrain recouverte de vase, source de miasmes fébri. fères. La seule partie du littoral située à l'Est du cap St-Jacques, et d'une étendue de douze lieues est sablonneuse, et les mangliers y sont remplacés par des palmiers très-nombreux et serrés qui donnent à cette portion du littoral un aspect des plus pittores- ques.

II. — MÉTÉOROLOGIE.

La Météorologie de la Basse-Cochinchine est celle de tous les pays intertropicaux. Comme dans ces derniers, l'année est partagée en deux saisons, de durée à peu près égale, et caractérisées bien plus par les phénomènes météorologiques qui accompagnent les variations du thermomètre que par des différences notables de température. La saison sè- che ou été des pays chauds s'étend de novembre à mars. L'hivernage ou saison des pluies commence en mars ou avril pour cesser en octobre ou novembre. Le passage d'une saison à l'autre est annoncé par des perturbations atmosphériques, des coups de vents, par de brusques variations de la température et de l'humidité. Ces phénomènes de transition sont très marqués au début de la saison des pluies où des orages effrayants se succèdent accompagnés de phénomènes électriques inconnus sous nos latitudes. Au début de la saison sèche, la transition est moins brusque et souvent même elle n'est révélée que par les oscillations du thermomètre qui descend subitement de plusieurs degrés, pendant la nuit.

La température moyenne de l'année est de 27°5 à 28°. Sur le littoral maritime elle n'est que de 26°5. La plus basse température qui ait été observée est de 17°, à Saïgon, au mois de janvier 1862. La température maxima est de 34°5. Les oscillations diurnes sont peu considérables ; néanmoins cette différence quoique faible entre les températures maxima et minima est très sensible pour l'habitant des pays chauds. Nous verrons plus loin que le refroidissement du corps est une cause puissante de maladies très graves, et ce refroidissement en Cochinchine, peut s'opérer avec un abaissement de température qui passerait inaperçu dans les climats tempérés. La plus grande oscillation diurne, observée, est de 10°.

Enfin, l'oscillation annuelle la plus considérable

a été de 17°5, en 1862, où le thermomètre descendu en janvier à 17° s'est élevé en février à deux heures de l'après-midi à 34°5. M. Laure (1) fait remarquer que la Cochinchine est de tous les pays chauds, celui où les oscillations thermométriques ont le moins d'amplitude.

La pression barométrique varie de 0,755^{mm} à 0,760^{mm}.

Cette température élevée et constante a pour effet d'activer l'évaporation à la surface des eaux et de produire pendant l'été le dessèchement des marais. Sous son influence les détritus d'animaux et de végétaux qui se sont accumulés dans les marécages entrent en décomposition, et c'est à cette époque du dessèchement des marais qu'apparaissent avec une grande fréquence et une plus grande gravité les fièvres palustres. Dans les petits marécages le dessèchement est assez rapide, mais pour un grand nombre, il n'est guère complet que vers la deuxième moitié de la saison sèche. Cette chaleur jointe à la sécheresse de l'été apporte des modifications physiologiques dans les fonctions de l'économie. La peau couverte de sueurs abondantes est gonflée par l'afflux des fluides, tandis que les secrétions internes diminuent d'activité ; les urines sont rares, la cons-

---

(1) *Histoire médicale de la marine française* pendant les expéditions de Chine et de Cochinchine, Paris, 1865.

tipation habituelle, la salive est visqueuse par là diminution de la proportion d'eau qu'elle contient à l'état normal. L'air étant raréfié, les poumons ne reçoivent plus, à chaque inspiration, une quantité suffisante d'oxygène, d'où l'accélération des mouvements respiratoires ou inspirations plus profondes et conséquemment activité plus grande de la circulation ; « le sang arrive plus noir aux poumons, ne porte plus aux organes l'incitation normale et s'accumule surtout dans les parenchymes riches en vaisseaux veineux, foie, rate, intestin (1) ». Les digestions languissent, l'appétit diminue et la soif exaspérée par les excessives déperditions de la peau exige l'ingestion de boissons aqueuses. La respiration consommant moins d'oxygène et dégageant moins d'acide carbonique, le foie, dont le fluide abonde dans le tube digestif supplée avec la peau à l'insuffisance de la respiration pour la décarbonisation du sang.

A cette action de la chaleur vient se joindre celle d'une radiation solaire excessive, et cette double influence se traduit sur le système nerveux par une surexcitation qu'augmente encore l'appauvrissement du sang. La tête s'appesantit, l'intelligence est comme opprimée, incapable d'une contention de quelque durée. Par suite, le système musculaire s'affaiblit ; il y a propension au sommeil.

---

(1) Haspel, *Traité des maladies de l'Algérie*, Paris, 1852.

Au mois de mars ou avril commence l'hivernage.
Au contact des eaux pluviales, le sol desséché
laisse exhaler une odeur des plus désagréables. Les
émanations fébrifères qui avaient à peu près complètement disparu, à cause du défaut d'humidité,
reparaissent avec une énergie d'autant plus grande
que c'est à ce moment de l'année que la tempéra-
rature atteint son maximum d'élévation, et les fièvres intermittentes atteignent une fréquence qu'elles
n'avaient pas à la fin de l'hivernage, et qu'elles ne
perdront que lorsque les eaux auront inondé le pays.
Le début de cette saison est d'autant plus à redouter
que les premières pluies ne se succèdent que lentement laissant entre elles plusieurs jours de sécheresse, circonstance qui favorise la décomposition des
débris organisés qui recouvrent le sol et qui se sont
accumulés pendant l'été. Bientôt les pluies deviennent plus fréquentes, plus régulières, et pendant le
mois d'août on n'en observe pas moins de 27
jours.

L'humidité de l'air approche alors du point de
saturation ; en juillet, août, septembre elle n'est
pas au-dessous de 76 centièmes et va jusqu'à 87.
La respiration s'exécute péniblement, la circulation
capillaire devient languissante ; l'état hygrométri-
que de l'air s'oppose à l'évaporation de la sueur qui
se réunit en gouttelettes et finit par inonder la surface du corps. Cette humidité chaude favorise la

séparation de la graisse ; le volume du corps augmente, mais cet état d'embonpoint n'est qu'apparent
et se lie en général à un état de faiblesse de toute
l'économie.

Le système nerveux vivement impressionné déjà
par l'action de la chaleur et de la lumière est dans
un état d'éréthisme qu'augmente l'électricité atmosphérique. A l'approche des orages, un malaise
indéfinissable s'empare de l'habitant des pays.
chauds ; les nuages s'accumulent à une faible hau -
teur et la chaleur devient insupportable, sans que
le thermomètre accuse une élévation considérable
de la température. M. le docteur Richaud, dès la
deuxième année de l'occupation française en
Cochinchine, écrivait : « Si on n'a égard qu'aux
indications météorologiques, la Basse-Cochinchine
ne diffère guère des autres contrées tropicales ;
mais il m'a semblé qu'un instrument plus sensible
que tous ceux inventés par le génie humain, l'organisme de l'homme lui-même, se trouvait impressionné d'une façon toute particulière. Ayant habité la
plupart des régions tropicales, nulle part je n'ai vu
une influence plus immédiate et plus énervante (1). »

Cette action de l'électricité atmosphérique est
bien plus sensible chez l'homme malade. A ce
moment les fièvres prennent le caractère pernicieux.

---

(1) Richaud. *Archives de médecine navale, 1864.*

A l'hôpital de Saïgon, nous avons vu très souvent plusieurs fébrécitants atteints, au même instant, d'accès pernicieux, et cela quelques minutes avant l'orage. Les ulcères, les plaies n'en ressentent pas moins la fâcheuse influence: c'est l'époque à laquelle se montrent ces vastes et si rebelles ulcères dits de Cochinchine.

Enfin, un vent plus ou moins violent s'élève, l'orage éclate, le tonnerre gronde avec fracas, la pluie tombe à torrent, et une sensation de bien-être vient succéder à l'anxiété à laquelle on était en proie depuis quelques heures. Ce tableau se renouvelant presque tous les jours pendant deux mois de l'hivernage, on comprend sans peine combien cette saison est funeste à ceux que l'anémie ou l'intoxication paludéenne a déjà atteints.

Le degré d'ozone de l'air, d'après les observations de l'hôpital de Saïgon, est très élevé. Il doit en être ainsi, car on sait qu'il est en raison inverse de la sénérité du ciel, qu'il existe un rapport direct entre l'électricité et l'ozone et que leurs courbes sont parallèles. On a aussi attribué à la présence de l'ozone dans l'air ce que nous avons dit être les effets de l'électricité atmosphérique. Il nous paraît bien difficile de décider la question, à cause de l'impossibilité qu'il y a, dans les circonstances qui nous occupent, de séparer chacun de ces deux éléments.

Les chaleurs étouffantes de la saison pluvieuse ont encore une cause dans la permanence des couches de nuages qui s'opposent au rayonnement de la chaleur du sol.

Les vents ne présentent rien de particulier. Comme dans la plupart des pays intertropicaux, il y a deux moussons : l'une de N. E. correspondant à l'été, l'autre de S. O. à l'hivernage. Leur intensité est variable. Ils soufflent quelquefois en ouragan lorsqu'éclatent les orages ; cela se remarque surtout vers le littoral maritime et est plus rare dans l'intérieur des terres.

Les tableaux suivants sont le résumé d'observations recueillies au Cap St-Jacques, pendant les années 1866-67-68. Nous avons déjà fait remarquer que la température moyenne est, vers le littoral, inférieure de 1° 5 à celle de l'intérieur des terres, ainsi que l'ont montré les observations faites sur divers points de la colonie.

OBSERVATIONS THERMOMÉTRIQUES.

MOIS.	1866.			1867.			1868.		
	minima.	maxima.	moyenne.	minima.	maxima.	moyenne.	minima.	maxima.	moyenne.
Janvier	20.5	29.9	25.7	20.5	29 5	24.9	20	30.8	25.3
Février	21 6	31.5	27.1	21.3	30 9	26	21 8	31.5	26.4
Mars	22.5	32.7	27.9	22.3	32	27.3	23.5	33	27.5
Avril	23.8	33.7	28.9	22.5	32.7	27.7	24.5	33	28.4
Mai.	23.4	32.5	27.5	22.5	32.3	27.2	25	33.5	28.3
Juin	23	31.5	26 6	23 5	32	27 3	24	34	27 7
Juillet.	22.5	31	26.4	22.5	32	27.2	24.5	32.4	28.1
Août	22.5	31.5	26.7	22.5	31	26.2	22.8	30.9	26.6
Septembre . .	21.7	30.5	26.1	22.2	31.2	26	23.7	30 7	26.4
Octobre	21.5	29.8	25.7	21.7	30.3	25.9	22.8	30.1	26.3
Novembre. . .	20.7	29.3	25.1	20.5	29.5	25.3	21.1	30.1	25.3
Décembre . . .	19.7	29.2	24.8	20.5	29	24.4	19.9	29.3	24.5

1868.	Nombre de jours de pluie.	Quantité d'eau tombée exprimée en mm			Humidité relative en centièmes.		
		jour.	nuit.	total.	minima.	maxima.	moyenne.
Janvier.	»	»	»	»	53	60	57
Février.	»	»	»	»	52	62	57
Mars.	1	»	»	»	53	68	61
Avril	4	1	»	1	57	68	62
Mai	13	38	9	47	62	79	71
Juin	17	179	4	183	62	79	71
Juillet	16	22	43	65	76	83	81
Août	27	103	73	176	78	89	83
Septembre	24	192	63	255	83	92	87
Octobre	19	72	27	99	78	85	81
Novembre	7	5	»	5	62	70	66
Décembre.	ſ	»	»	»	59	68	63

VENTS.

	N.	N.-E.	E.	S.-E.	S.	S.-O.	O.	N.-O.
1866.								
Janvier . . .	2	22	4	3	»	»	»	»
Février . .	2	19	3	3	1	»	»	»
Mars	»	11	13	5	2	»	»	»
Avril . . .	1	9	13	5	1	1	»	»
Mai	1	2	2	5	5	9	5	2
Juin	»	»	»	»	2	21	5	2
Juillet . . .	1	»	»	1	3	16	9	1
Août	»	»	»	»	3	23	4	1
Septembre .	»	1	2	1	3	16	5	2
Octobre . . .	3	11	3	3	3	2	4	2
Novembre . .	3	13	3	3	2	1	2	3
Décembre . .	3	21	5	1	1	»	»	»
1867.								
Janvier . . .	1	18	10	1	1	»	»	»
Février . . .	2	18	5	3	»	»	»	»
Mars	»	9	12	8	2	»	»	»
Avril . . .	1	7	18	4	»	»	»	»
Mai	2	2	2	6	5	3	1	»
Juin	»	»	2	2	2	22	2	»
Juillet . . .	»	»	»	»	4	16	9	2
Août	»	»	»	»	2	24	4	1
Septembre . .	4	15	4	2	2	»	1	2
Octobre . . .	3	9	9	1	2	2	2	3
Novembre . .	2	12	11	1	3	»	»	1
Décembre . .	1	15	10	2	2	»	1	»
1868.								
Janvier . .	2	25	2	1	»	»	»	»
Février . . .	2	21	3	3	»	»	»	»
Mars . . .	2	16	8	2	2	1	»	»
Avril . . .	2	1	18	2	1	5	»	»
Mai	»	»	15	1	1	6	4	4
Juin	»	»	3	1	1	21	3	1
Juillet . . .	»	»	2	1	2	23	2	1
Août	»	»	3	1	2	20	3	2
Septembre . .	»	2	4	1	2	16	3	2
Octobre . . .	2	9	4	1	3	6	2	4
Novembre . .	2	18	5	2	3	»	»	»
Décembre . .	2	22	3	2	2	»	»	»

III. — PRODUCTIONS NATURELLES.

MINÉRAUX. — On a souvent cité la Cochinchine comme très riche en mines d'or, d'argent, de cuivre, d'étain, de zinc et en pierres précieuses. Si le Ton-King, la Cochinchine proprement dite, le Laos où se rencontrent particulièrement les rubis et les topazes méritent cette mention, on ne saurait en dire autant de notre possession, la Basse-Cochinchine qui est très pauvre en minéraux.

Les montagnes du cap St-Jacques sont composées de granite et de siénite. Dans la province de Bien-Hoa, on trouve des amas assez considérables de silicates ferriques hydratifères; c'est une espèce de poudingue rougeâtre, connu sous le nom de *pierre de Bien-Hoa*, disposé en couches séparées par des matières arénacées. Ce poudingue, quoique tendre et facilement désagrégé par l'eau, est cependant employé pour la construction des maisons. On cite aussi des mines de fer dont quelques-unes paraissent avoir été exploitées. On a trouvé dans les environs de Thu-Dau-Môt des eaux ferrugineuses qui pourraient rendre des services incontestables dans ce pays où l'anémie est au fond de toutes les constitutions.

VÉGÉTAUX. — La Flore de la Cochinchine est encore à faire. Celle de Loureiro (1) appartient plus spécialement au Ton-King et aux environs de Hué et de Canton. De plus, dans cet ouvrage, ne sont décrites que douze cent cinquante-neuf espèces, ce qui représente environ la moitié de celles qui composent la belle collection que Saïgon doit aux soins de M. L. Pierre, directeur du jardin botanique. Quand on considère que depuis longtemps les possessions anglaises voisines de la nôtre possèdent chacune des écrits remarquables sur la Flore de ces contrées, et que, pour la Basse-Cochinchine, nous n'avons que l'ouvrage incomplet publié à Berlin en 1793, on doit vivement souhaiter de voir le gouvernement français encourager la publication d'un travail dont les nombreux matériaux sont déjà recueillis et qui fera connaître les richesses végétales que possède notre colonie et dont le commerce et l'industrie pourraient retirer un immense profit.

Nous nous contenterons de signaler les principales cultures qui sont : le riz, nourriture essentielle des indigènes et qui est l'objet d'une exportation considérable; l'aréquier qui fournit la noix d'arec dont on extrait le cachou ; cette dernière, mélangée aux feuilles du poivrier bétel et à de la

(1) Louriero. Flora Cochinchinensis sistens plantas in regno Cochinchina nascentes. Berolini, 1793.

chaux, constitue un masticatoire très-répandu dans l'extrême Orient ; la canne à sucre ; le tabac qui est bien cultivé et de bonne qualité ; le cocotier qui fournit l'huile de coco, la seule usitée dans le pays pour l'éclairage domestique ; le gingembre, les arachides, le poivre noir; l'indigo. La culture du café au jardin botanique de Saïgon a donné de très-beaux résultats. Citons encore la patate douce, l'igname, le jaquier *(artocarpus integrifolia)*, le mangoustan, *(garcinia mangostana)*, le manguier *(mangifera indica)*, le bananier, et les orangers dont on compte jusqu'à vingt variétés de fruits.

PLANTES MÉDICINALES. — Les plantes médicinales sont peu nombreuses : le tamarin, la casse *(cassia fistula)*, le cannellier de Chine *(cinnamomum cassia)*, le *melaleuca cajeputi*, l'*autiaris toxicaria ;* plusieurs espèces appartenant au genre *dipterocarpus* fournissent une très-grande quantité d'oléo-résine, employée comme succédané du baume de copahu. Enfin, le *croton tiglium,* le *draconna ferrea* dont on tire le sang-dragon.

ANIMAUX. — Le règne animal est fort riche. Les chevaux, de petite taille, mais bien faits, énergiques et actifs ; l'éléphant qui vit en troupeaux sauvages ou à l'état de domesticité ; le tigre répandu presque partout et jetant la terreur chez les habitants parmi lesquels il fait chaque année plus de trois cents victimes ; les chats-tigres, les panthères ; les rhinocéros dont la corne est très-estimée dans la médecine chinoise; les buffles tant sauvages que privés et qui sont très-nombreux ; le cochon, le sanglier; l'ours et le chevrotain porte-musc plus communs dans la Cochinchine proprement dite et le Ton-King; les cerfs, les chèvres ; les chiens dont une variété est très-recherchée pour l'alimentation, par les indigènes ; les singes qui peuplent les bois d'espèces nombreuses et variées.

Parmi les oiseaux, on trouve les perroquets, les paons, les argus, les faisans, les coqs et les poules sauvages et domestiques, les calaos, les cigognes, les hérons, les ibis, les oies, les canards, les uns domestiques, les autres sauvages et migrateurs, les sarcelles, les bécasses, les bécassines, le moineau, l'hirondelle, le corbeau, etc.

Les grenouilles dont une espèce a reçu le nom de grenouille-bœuf, à cause de son croassement qui ressemble au mugissement du bœuf ; les crapauds, les lézards, les gekos ; les serpents nombreux et variés : les espèces à crochets sont assez rares ; ils viennent jusque dans les maisons où on les voit se suspendre aux poutres qui soutiennent le toit ou ramper sur le faîte de la demeure. Les crocodiliens sont nombreux dans la plupart des fleuves ; leur chair est un aliment recherché des Annamites

Les poissons abondent sur la côte et dans la rivière ; dans les arroyos on trouve une espèce de tortue d'eau douce qui présente un développement de cinquante centimètres.

Les sangsues abondent dans les marais ; le ver à soie est élevé dans la Cochinchine mais avec peu de succès ; les abeilles sauvages donnent un miel limpide et odorant. Les arachnides, les scorpions, les scolopendres acquièrent d'assez grandes dimensions : leur piqûre n'est pas dangereuse. Enfin, les termites, les fourmis et les moustics qui pullulent dans les champs et les habitations et dont il est très-difficile de se garantir.

ANTHROPOLOGIE. — Le peuple annamite d'un teint olivâtre foncé ou jaunâtre, quelquefois d'un blanc sale, est petit, trapu et laid; il offre tous les traits de la race mongolique : nez court et écrasé, pommettes saillantes, figure plate, cheveux très-noirs. Les annamites ont la bouche grande sans être proéminente, les lèvres minces, les yeux petits, noirs, et le blanc de l'œil d'une teinte jaunâtre. Le trait caractéristique de leur physionomie est la largeur et l'élévation des os des joues, qui donne à leur visage une forme qui se rapproche plus du losange que de l'ovale, forme qui est regardée comme le type de la beauté chez les nations de l'Asie orientale (1). Son corps est trapu, large et tout d'une venue ; le bassin est très-large. L'annamite a les jambes souvent arquées;

(1) Cortambert et Rosny, *Tableau de la Cochinchine*, Paris, 1862.

mais ce qui le distingue plus particulièrement des autres races indo-siniques, c'est l'écartement en dedans du gros orteil (1). Cette race paraît originaire du Yunam.

IV. — PATHOLOGIE DE LA COCHINCHINE.

Les maladies endémiques de la Basse-Cochinchine sont les unes endémiques infectieuses, dues à l'absorption d'un miasme de putréfaction (fièvres palustres, dyssenterie), les autres climatériques (anémie, diarrhée, hépatite, ulcère annamite). La description que nous avons donnée du sol de cette contrée permettait de prévoir que les premières doivent atteindre une fréquence extrême, ce que viennent confirmer les statisques des hôpitaux de la Cochinchine.

Un effectif moyen de 8,000 hommes a fourni en 1863, 22,269 entrées à l'hôpital dont 14,509 pour affections endémiques ; et en 1864, 18,812 entrées dans lesquelles les endémies sont représentées par le chiffre de 11,591. Ces dernières étaient réparties de la manière suivante :

	1863	1864
Affections paludéennes . . .	9,046	7,088
Dyssenterie	1,654	1,382
Anémie.	439	452

(1) Thorel, Loc. cit. page 9.

	1863	1864
Diarrhée	2,460	1,915
Choléra.	154	100
Hépatite	126	138
Ulcère annamite.	729	707

Les maladies paludéennes sont les plus communes ; elles représentent les 3/7 des entrées dans les
hôpitaux. Viennent ensuite la diarrhée et la dyssenterie.

Les décès ont été au nombre de 632 en 1863 et
de 506 en 1864, dont 467 ont été causés par des
maladies endémiques la première année et 390 la
seconde, et sont ainsi répartis :

	1863	1864
Cachexie paludéenne	13	5
Fièvre pernicieuse.	83	86
Fièvre bilieuse.	5	11
Fièvre rémittente.	3	2
Dyssenterie.	230	149
Anémie	15	14
Diarrhée chronique	10	9
Choléra	85	86
Hépatite.	11	14
Ulcère annamite	12	17

L'effectif moyen des troupes, de 1862 à 1866, a
été de 8,500 hommes Le nombre des décès a été
de 635 en 1862, 632 en 1863, 506 en 1864, 579 en
1865 et 579 en 1866. Sur les 2,531 décès de cette
période, 1,590 ont été causés par les maladies

paludéennes et la dyssenterie La mortalité, en Cochinchine, est d'après les nombres précédents de 6,06 pour 100.

Ce chiffre serait assez rassurant s'il représentait la proportion des décès imputables au séjour en Cochinchine ; malheureusement, il n'en est pas ainsi. Pour avoir une statistique irréprochable, il faudrait tenir compte de la mortalité à bord des navires destinés au rapatriement des malades, tenir compte de ceux qui succombent à l'hôpital de Saint-Mandrier, et en dernier lieu dans leur famille.

En consultant les tableaux officiels des évacuations de malades de Saïgon à Suez, nous trouvons 540 décès sur 5,958 malades rapatriés en quatre ans quatre mois. La moyenne des malades pour chaque évacuation est de 250 et celle des décès de 22.5. Le nombre des décès fournis par les convalescents est, pour l'année moyenne, de 101. Nous affirmons que ce dernier chiffre doit être doublé si l'on veut tenir compte des décès survenus pendant la traversée d'Alexandrie à Toulon et enfin en France. En corrigeant ainsi les statistiques, on trouve que la mortalité pour les troupes de la Cochinchine est de 7,29 pour 100.

Si l'on cherche qu'elle est la durée moyenne du séjour en Cochinchine des hommes rapatriés on trouve pour les hommes atteints d'anémie 27 mois et demi, de maladies paléduennes 28 mois 1/3, de diarrhée chronique 25 mois 1/2, de dyssenterie 20 mois 1/3, d'hépatite 30 mois.

Enfin sur 575 convalescents nous en voyons 32 renvoyés avant 6 mois de séjour, 78 ayant de 6 mois à un an, 81 d'un an à 18 mois, 84 de 18 mois à 2 ans, 99 de 2 ans à 30 mois, 86 de 30 mois à 3 ans, et 125 ayant accompli la période réglementaire de 36 mois de séjour dans la colonie.

FIÈVRES PALUDÉENNES.

Si comme le dit M. Dutroulau, il n'y a pas de climat insalubre sans fièvre paludéenne, la Cochinchine doit être rangée parmi les contrées les plus insalubres du globe. Nous venons de voir, en effet, que le nombre des maladies palustres est considérable et qu'elles occasionnent plus d'un tiers des entrées dans les hôpitaux.

Les fièvres intermittentes simples règnent presque également toute l'année, et la saison sèche n'amène qu'une faible diminution dans leur nombre. Ce résultat trouve son explication : 1° Dans la situation de la plupart des postes militaires, placés près des marécages ou de fossés dans lesquels l'eau des marées pénètre d'une manière permanente et au centre des rizières qui ne se dessèchent complètement qu'en janvier et en février en quelques endroits ; les postes demeurent jusqu'à cette époque entourés par les foyers d'intoxication ; 2° Dans les grandes chaleurs des mois de mars et d'avril, dont l'influence fait éclater les premiers accès de fièvre et occasionne tant de récidives. La diminution des fièvres intermittentes quotidiennes et tierces dans la saison sèche n'a donc lieu que dans les postes, tels que Tay-Ninh, le cap St-Jacques, situés dans les endroits bien secs, qui jouissent à cette époque d'une immunité de quelques mois.

La répartition des fièvres graves, rémittentes, bilieuses et pernicieuses est beaucoup plus tranchée. Quoique régnant toute l'année, elles éprouvent une grande recrudescence à l'époque des changements de saison. A l'inverse de la plupart des pays tropicaux, c'est le passage de la saison sèche à la saison des pluies qui est, en Cochinchine, l'époque la plus favorable à l'éclosion des fièvres graves ; l'arrivée de la sécheresse est relativement salubre.

Le type tierce et le type quotidien sont les plus communs ; celui-ci prédomine chez les Européens, tandis que le premier se montre de préférence chez les Annamites. Les stades présentent comme partout des variétés, des irrégularités fréquentes, dans l'intensité, la durée des périodes de froid, de chaleur, de sueur.

Le traitement de la fièvre intermittente simple ne présente rien de particulier en Cochinchine.

FIÈVRES PERNICIEUSES. — La mortalité frappe la

moitié des individus atteints de fièvre pernicieuse. Les causes occasionnelles et adjuvantes jouent souvent un très grand rôle dans leur étiologie. Les plus redoutables de ces causes sont, sans contredit, l'insolation et l'électricité atmosphérique. Nous considérons l'action du miasme paludéen comme une intoxication agissant directement et primitivement sur les centres nerveux et dont les accès ne sont que la manifestation de la lésion vitale de ce système. Nous avons parlé plus haut de l'action de la chaleur, de la lumière et de l'électricité atmosphérique sur ces centres nerveux ; en la comparant à celle de l'intoxication paludéenne nous trouvons une analogie qui explique suffisamment comment ces causes peuvent faire éclater des accès graves qui ne se déclareraient pas sans leur concours.

A l'inverse de ce qu'on remarque pour les fièvres bilieuses, les fièvres pernicieuses paraissent épargner ceux qui habitent le pays depuis un certain temps tandis qu'elles sévissent plus spécialement sur les nouveaux venus. Néanmoins, on pourrait citer des exceptions.

Les formes de ces fièvres sont nombreuses : les plus communes sont les fièvres algides ; viennent ensuite les fièvres ataxiques ou délirantes, les fièvres comateuses, les fièvres congestives ; on rencontre plus rarement les formes dyssenteriques, pneumoniques, cardialgiques, syncopales et épileptiformes.

La continuité caractérise les fièvres pernicieuses. Pendant toute la durée de l'accès, qui varie entre quelques heures et plus de 48 heures, on n'observe le plus souvent ni rémittence ni suspension dans la marche des symptômes. Ils éclatent subitement sans que rien pas même un accès antérieur, les ait annoncés ou ait pu les faire prévoir. A l'autopsie on ne trouve qu'un engorgement du foie, de la rate, du cerveau et des méninges.

Le sulfate de quinine doit être donné le plus tôt possible sans se préoccuper de l'attente d'une rémission ou d'une réaction, car la mort est imminente, et les doses proportionnées à la gravité de la situation. On doit en administrer sans hésitation au moins deux grammes dans les 24 heures, et aller au-delà de cette dose si c'est nécessaire. Les divers accidents comateux, algides, cholériques qui caractérisent la forme de la perniciosité seront combattus par des moyens appropriés à la nature de chacun d'eux.

CACHEXIE PALUDÉENNE. — Cette affection est la conséquence de l'intoxication paludéenne. Elle peut se montrer d'emblée ou succéder à des accès de fièvre. Les prédispositions individuelles influent surtout sur sa production, de même que l'anémie. L'hydropisie se montre rarement chez ces cachectiques.

PROPHYLAXIE — Les moyens prophylactiques

consistent dans l'observance des règles de l'hygiène que nous indiquons plus loin. Nous ne dirons qu'un mot sur l'administration du sel de quinine que quelques médecins ont conseillé pour se prémunir contre l'intoxication paludéenne. Malgré les essais nombreux que nous avons faits de ce médicament, nous n'avons jamais obtenu de résultats assez satisfaisants pour nous faire admettre comme utile son emploi dans la prophylaxie des fièvres des marais.

DYSSENTERIE.

La dyssenterie est la plus redoutable des endémies de la Basse-Cochinchine ; si elle sévit cruellement sur les Européens, elle n'épargne pas non plus les indigènes.

C'est non-seulement l'affection qui fait le plus de victimes en Cochinchine, mais c'est surtout pour elle que le nombre des décès inscrit sur les tables de mortalité est loin d'indiquer tout ce qui lui est imputable ; car la plus grande partie des décès qui frappent les convois de convalescents entre Saïgon et Toulon sont dus à cette maladie ; et ce ne sont pas les dernières victimes, car ces interminables dyssenteries chroniques enlèvent encore des hommes rentrés dans leur famille ; en sorte que, s'il était possible d'établir un bilan exact, on devrait, sans crainte d'exagération, augmenter d'un tiers les chiffres que nous avons donnés dans la statistique des décès. (1).

Comme pour la fièvre des marais, la cause de la dyssenterie est dans les effluves paludéens. Cette opinion admise par un certain nombre de médecins n'a cependant pas trouvé crédit partout. C'est, à notre avis, la seule qui puisse donner une explication suffisante de la fréquence de la dyssenterie en Cochinchine comme de sa gravité, et à ce titre elle mérite que nous nous y arrêtions un instant.

Ce qui n'a cessé de nous frapper pendant notre séjour dans les pays chauds, c'est l'association si fréquente des fièvres intermittentes avec la dyssenterie, et la transformation de ces maladies l'une dans l'autre. Ils est vrai que les époques où chacune d'elles a son summum d'intensité ne sont pas toujours les mêmes, et cette considération loin d'être un argument contre notre opinion viendra elle-même à l'appui de notre assertion.

« Les miasmes paludéens sont complexes de leur nature, dit M. le professeur Fonssagrives ; ce sont des molécules cadavériques végétales et animales à la fois, empruntées aux espèces vivantes les plus variées, rien ne nous dit qu'elles aient les mêmes propriétés pathogéniques et nous concevons très

---

(1) Thorel. loc. cit.

bien que des maladies de nature variée puissent être le résultat de leur absorption. Un marais alimenté par des substances animales n'aura pas les mêmes propriétés infectieuses que celui où des matières végétales se putréfient seules. Il y a plus, on ne saurait affirmer que les infectieux qui procèdent de la putréfaction des deux espèces végétale ou animale différentes soient identiquement les mêmes. » (1) Et plus loin le même auteur ajoute : « Le poison végétal engendre les pyrexies paludéennes ..... la dyssenterie des pays chauds procède de l'absorption d'un miasme animal ..... Les marais naturels ou artificiels formés par des détritus végétaux et animaux recèlent l'un et l'autre poison. »

Or, nous trouvons en Cochinchine ces conditions réunies au plus haut degré dans la décomposition incessante des matières organiques que favorisent une température élevée, une humidité excessive et la radiation solaire, matières organiques composées des détritus végétaux et des myriades d'êtres inférieurs que recèle l'épaisse couche d'humus qui recouvre partout le sol.

M. Bourgarel (2) combat cette manière de voir, et pour lui l'absorption d'un miasme animal peut,

---

(1) Fonssagrives, *Hygiène navale*, Paris, 1856.

(2) Bourgarel, *De la Dyssenterie endémique dans la Cochinchine française*, Montp., 1866.

surtout avec l'encombrement, produire la dyssenterie
épidémique, et cela sous toutes les latitudes, mais
il regarde les faits comme moins concluants pour la
dyssenterie endémique. L'encombrement est une
cause puissante de dyssenterie au même titre que
les marais, il est la source de production de miasmes de nature animale, et la dyssenterie se montre
alors à l'état épidémique, tous ceux qui en sont
atteints s'étant trouvés dans des conditions absolument identiques. Pour l'habitant des pays marécageux, il n'en est plus de même, les effluves agissent plus longtemps, il est vrai, mais moins énergiquement, et alors doivent intervenir le plus souvent des causes prédisposantes, les mêmes en général que pour les fièvres paludéennes, et surtout des
causes occasionnelles plus spéciales. Quand les
miasmes d'origine animale et d'origine végétale
impressionnent également l'organisme, les causes
occasionnelles, suivant leur nature amènent l'explosion de la dyssenterie ou celle de la fièvre intermittente. Et c'est précisément par suite de la fréquence plus grande de l'une ou de l'autre de ces
genres de causes que règnent tour à tour ces deux
maladies endémiques de notre colonie, et c'est par
la simultanéité de ces mêmes causes que nous les
voyons apparaître dans d'autres cas à la même
époque, affectant quelquefois, toutes deux, le même
sujet

Un autre objection a été soulevée à propos de l'identité des causes premières de ces maladies endémiques, et cette objection peut paraître la plus sérieuse, de prime abord. Dans bien des localités, dit-on, les fièvres intermittentes ont une fréquence et une gravité extrêmes et la dyssenterie ne s'y montre que rarement, dans d'autres la dyssenterie exerce de grands ravages et les fièvres y sont inconnues. On en conclut que ces deux affections doivent avoir des causes essentiellement différentes. En accusant les effluves de la production de la dyssenterie, nous distinguons toujours les sources de natures différentes de ces effluves ; de plus, nous ne prétendons pas que les marais seuls peuvent engendrer la maladie qui nous occupe. Partout ou se décomposent des substances d'origine animale (bourbiers, cloaques, fossés pleins de détritus humains, fosses d'aisance mal tenues), la dyssenterie peut apparaître. Nous citerons le fait suivant emprunté à M. Thorel.

Dans le village de Rach-Kiem campaient 120 hommes de troupes, occupant par moitié deux maisons placées vis-à-vis l'une de l'autre de chaque côté de la rue principale qui était très large ; dans l'une où le sergent qui y logeait avait eu la précaution d'y faire établir une fosse d'aisance dès le lendemain de l'occupation du village, nous n'eûmes à soigner que deux cas de dyssenterie légère dans l'espace d'un mois ; dans l'autre, où les hommes étaient exactement dans les mêmes conditions pour le service et la nourriture, mais qui étaient placés à côté d'un fossé malpropre et qui en même temps ne possédait pas de latrines, de façon que la nuit les hommes satisfaisaient leurs besoins autour de leur case, il y en eut 15 dans le même temps dont 3 furent mortels.

La cause de la dyssenterie est autre que celle de la fièvre intermittente ; les miasmes étiologiques ont une origine différente et c'est parce que dans les marais nous trouvons ces deux causes réunies que nous voyons si fréquemment associées ces deux maladies. Enfin, comme nous l'avons déjà dit, la dyssenterie ne se produisant sous l'influence des effluves marécageux qu'avec le concours de certaines causes occasionnelles, on peut en conclure que dans les contrées où ces causes seront peu communes ou peu intenses la dyssenterie y sera très rare, et atteindra au contraire une fréquence d'autant plus grande que ces causes se manifesteront plus souvent.

M. Haspel fait remarquer (1) que la dyssenterie ne se rencontre sous forme endémique que dans les localités dont la nature géologique du sol est celle de tous les pays où règnent endémiquement les fièvres palustres.

---

(1) Haspel, loc. cit.

Outre l'absorption miasmatique par la peau et le poumon, y a-t-il aussi l'absorption par le tube digestif, en faisant usage des eaux marécageuses ? Hippocrate fait remarquer que l'usage de ces eaux « provoque le développement anormal de la rate, qu'il produit en été la forme diarhéique et dyssenterique; » mais parlant de la constitution de ceux qui vivent près des marais, il ajoute : « pendant l'été les habitants sont affligés par des diarrhées, des dyssenteries, des fièvres quartes qui prolongées se terminent par des hydropisies et par la mort. » Ceux qui ont attribué aux eaux malsaines la production de la dyssenterie, n'ont pas assez tenu compte, à notre avis, de l'influence des effluves dégagés par les marais auprès desquels vivent ceux qui font usage de ces eaux. Si les eaux, à elles seules, sont incapables de faire naître la dyssenterie, elles n'en sont pas moins une cause adjuvante très puissante.

Parmi les causes prédisposantes, nous trouvons en première ligne l'anémie à laquelle il est bien difficile de se soustraire, comme nous l'avons vu, et par conséquent avec l'anémie toutes les causes qui peuvent la produire ou la hâter; la chaleur « qui excite ou stimule incontestablement amène par suite de l'exaltation même qu'elle produit, un affaiblissement qui est en raison directe de cette exaltation : ainsi 1° affaiblissement de la force nerveuse épuisée par sa tension même ; 2° affaiblissement des matériaux organiques par les pertes secrétoires (1) » ; une alimentation insuffisante ou peu réparatrice, l'abus des boissons alcooliques et principalement l'usage des liqueurs frelatées, nuisibles au plus haut degré, qu'étale, partout dans notre colonie, la cupidité des débitants ; les fatigues de toute nature, qui nous expliquent les cas nombreux de dyssenterie pendant les expéditions, presque toujours dans la vase des marais ; l'absence de sommeil pendant ces expéditions, due à la grande quantité de moustiques qui après le coucher du soleil torturent le soldat : toutes ces causes débilitent l'organisme, disposent à l'anémie et enlèvent ainsi aux sujets l'énergie de la réaction nécessaire pour résister aux influences de l'intoxication paludéenne.

Si les causes prédisposantes de la dyssenterie sont les mêmes que celles de la fièvre des marais, c'est-à-dire tout ce qui peut amener l'anémie, il n'en est plus de même des causes occasionnelles. Pour les fièvres nous avons vu que l'action de certains phénomènes météorologiques sur le système nerveux était la source des accès ; pour la dyssenterie nous trouvons le refroidissement du corps. Pour les fièvres, la cause qui les détermine peut souvent

---

(1) Casimir Broussais. *Rapport sur les maladies de l'Algérie.*

passer inaperçue, tandis qu'il arrive rarement qu'on ne puisse savoir par le malade lui-même, ce qui a déterminé la dyssenterie. Le froid humide doit être placé en première ligne et l'on sait qu'un abaissement de température quelquefois minime, surtout par les temps humides suffit pour impressionner vivement l'habitant des pays intertropicaux. Cette action du refroidissement du corps est si frappante que beaucoup ont voulu voir en lui la cause immédiate et première de la dyssenterie ; il est évident que le froid humide est incapable de produire la dyssenterie, d'autant plus que, celle-ci est une maladie infectieuse, frappant directement la vie dans son essence et que les désordres locaux qu'elle entraine ne sont qu'une de ses manifestations. Notons encore les causes qui favorisent ce refroidissement, telles que la conservation sur le corps, de jour et de nuit, de vêtements imprégnés par la sueur et l'humidité atmosphérique ; la suppression de la transpiration par un courant d'air s'élevant pendant un grain ou « par le brusque passage d'un lieu fortement échauffé par le soleil à un endroit couvert par l'ombre de grands arbres (1) »

M. Foucaut (2), donnant le résultat d'une analyse

---

(1) Gayme. *De la Dyssenterie endémique dans la Basse-Cochinchine,* Montpellier, 1866.

(2) *Archives de médecine navale,* 1865.

des eaux du Cambodge signale une matière organique mucilagineuse, transparente, filante, collant aux doigts et séparable par la filtration, et il attribue à cette substance en suspension dans les eaux du fleuve la production des maladies qui affligent dans une énorme proportion les résidants de la province de Mytho. Il s'appuie principalement sur ces deux motifs : 1° Qu'à Thu-Dau-Mot on a pu faire naître et disparaître la dyssenterie presque à volonté en se servant ou non de certaines eaux de cette localité ; 2° Que dans la province de Mytho où l'on ne possède guère pour l'alimentation d'autre eau que celle du fleuve, les statistiques y ont démontré de plus grands ravages par la dyssenterie

Incontestablement les eaux du Cambodge dans la province de Mytho, entrent pour une large part dans la production de cette affection, mais ce n'est pas à cette matière organique que M. Foucaut croit être de la *glairine*, qu'il faut attribuer toute la cause du mal. La province de Mytho est essentiellement marécageuse, à ce point qu'on peut dire qu'elle n'est qu'un immense marais ; de plus, comme le fait observer M. Foucaut lui-même, l'eau du fleuve « filtrée à trois reprises différentes, à travers un bon filtre en pierre, cette eau qui semble si pure, et par conséquent débarrassée de la glairine, ne peut supporter l'épreuve par le chlorure d'or. »

Effluves plus abondants, nécessité de faire usage

d'une eau contenant en dissolution d'abondantes
matières organiques, telles sont les conditions qui
caractérisent Mytho et les postes voisins et cela
suffit pour expliquer les cas nombreux de dyssenterie qui se présentent dans les hôpitaux de cette
province. Mais ici encore, ce n'est pas l'eau quelque
malsaine qu'elle soit qui engendre la dyssenterie ;
elle seule ne suffit pas pour faire naître cette affection. Elle ne la détermine que quand les sujets sont
placés dans les conditions que nous avons indi-
quées plus haut, c'est-à-dire sont exposés à l'empoisonnement par le marais. « Je ne pense pas, dit
M. Bourgarel (1), que l'eau soit la seule cause locale
productrice de la dyssenterie, car dans tous les pays,
toutes les circonstances, alors même que l'eau est
excellente, on a vu les expéditions, par suite des
fatigues qu'elles entraînent et des mauvaises conditions hygiéniques dans lesquelles elles placent les
hommes , augmenter le nombre des dyssenteriques. »

Au phare du cap St-Jacques où les cas de fièvre sont très rares, la dyssenterie y est inconnue,
et cependant les hommes sont exposés jour et nuit
aux causes de refroidissement. L'altitude et surtout
la ventilation soustraient en partie ce poste à l'influence des marais ; d'autre part nous avons du

(1) Bourgarel. Lot. cit.

traiter plusieurs fois, à l'ambulance du cap St-
Jacques, des gardiens que leur service avait appelés à
Saïgon et qui avaient contracté la dyssenterie pendant une traversée de 3 à 4 jours en rivière. Joutons
que si la dyssenterie ne se montre pas parmi les sur-
veillants du phare, la diarrhée atteint impitoyable-
ment ceux qui négligent les précautions hygiéniques
nécessaires pour se soustraire aux causes de refroidissement.

On a quelquefois accusé les fruits de produire la
dyssenterie. Nous les croyons fort inoffensifs ; leur
abondance permet de les choisir en parfaite
maturité et de bonne qualité et si l'abus a pu cau-
ser quelques maladies passagères, nous ne croyons
pas toutefois qu'ils aient jamais donné lieu à des cas
de dyssenterie.

Symptômes. — Nous nous arrêterons peu sur
les symptômes de la dyssenterie dont on trouve une
excellente description dans le *Traité des maladies
des Européens dans les pays chauds* de M. Dutroulau.
Nous nous bornerons à indiquer ce que cette maladie présente de particulier en Cochinchine.

La division la plus généralement adoptée est
celle qui consiste à admettre une forme légère, une
forme aiguë franche ou insidieuse et une forme chronique.

La première diffère peu de l'affection que nous
observons au printemps ou pendant l'été dans les

pays tempérés : un peu de diarrhée, douleur sur le
trajet des côlons, quelquefois dans la fosse iliaque
droite ; pas de fièvre, appetit peu diminué, apparence d'une bonne santé, tels sont les premiers
symptômes de la forme bénigne. Aux selles diar-
réhiques succèdent les déjections caractéristiques
constituées seulement par quelques mucosités sanguinolentes ; quelquefois le malade ne rend que
quelques scybales recouvertes d'un enduit glaireux
ou d'un peu de sang. Le ténesme se montre rarement, il existe seulement un sentiment de chaleur
à l'anus. Le nombre des selles est de 5 à 8 par jour,
rarement davantage.

La diarrhée est le premier symptôme qui se ma-
nifeste, prodrome qui ne manque jamais dans la
dyssenterie épidémique ; toutefois, il n'est pas rare
de voir, dans la forme qui nous occupe, la constipation annoncer le début de la maladie.

Si le médecin est consulté dès les premiers jours,
un traitement convenable amène un amendement
rapide des symptômes bientôt suivi de la guérison. Si
l'affection dure plus d'un septenaire, il y a à craindre
le passage à la forme chronique, ce qui arrive trop
souvent, quand les malades voyant qu'ils peuvent va-
quer à leurs occupations et que l'appétit est conservé,
comptent sur le temps pour voir disparaître une affection qui les incommode peu au début. La forme chronique apparaît presque toujours après une récidive.

La dyssenterie légère passe quelquefois à l'état aigu grave à la suite d'un écart de régime ou d'une imprudence du malade.

En général la *dyssenterie aiguë franche* s'annonce brusquement par la faiblesse et l'abattement du sujet. Le pouls est fréquent, la respiration est gênée, la peau chaude et sèche, la langue souvent recouverte d'un enduit blanc sale et toujours plus ou moins rouge sur les bords, l'appetit est nul, la soif est très vive.

Les symptômes locaux sont très prononcés : douleurs abdominales très vives, augmentées ou réveillées par la pression de la main et quelquefois par le poids des couvertures, tranchées violentes précédant les selles qui sont toujours très nombreuses (de 20 à 60 dans les 24 heures) surtout pendant la nuit. Le ténesme est prononcé ; toutefois, il n'est pas aussi commun ni aussi violent que dans la dyssenterie grave de nos pays. M. le Dr Richaud qui a appelé le premier l'attention sur ce fait l'explique par le siège des ulcérations qui n'occupent jamais la partie la plus inférieure du rectum : « Les ulcérations intestinales m'ont paru ici s'éloigner de l'ouverture anale, remonter assez haut dans tout le gros intestin et même dans l'intestin grêle. On sait, en effet, qu'on explique le ténesme par l'irritation de la tunique musculeuse du gros intestin, tunique mise à nu par les ulcérations qui constituent un des caractères de l'affection.»

La nature des selles varie depuis les mucosités sanguinolentes jusqu'aux débris d'intestins sphacélés, et est en rapport avec la gravité du mal.

L'anxiété est extrême et peut même aller jusqu'à déterminer le délire. Le pouls plus ou moins fréquent est petit et concentré, les forces diminuent rapidement et sont bientôt anéanties, le facies s'altère de plus en plus. Bientôt le refroidissement du corps s'accuse nettement, les extrémités sont cyanosées, enfin surviennent le hoquet et le coma qui ne précèdent la mort que de quelques heures. Celle-ci survient en général cinq ou six jours après le début de la maladie, déterminée soit par l'abondance de l'hémorragie, soit par la gangrène de l'intestin, d'autres fois par la péritonite.

Si la terminaison ne doit pas être funeste, les symptômes s'amendent, la nature des selles change, les évacuations deviennent moins fréquentes et moins abondantes, reprennent enfin leur odeur et leur consistance normales, et en même temps les forces reviennent, l'appetit renaît et la guérison est complète.

L'autre forme de dyssenterie aiguë à laquelle on a donné le nom de *dyssenterie insidieuse* est malheureusement d'une grande fréquence. Elle débute par la diarrhée; dans les selles apparaissent quelques mucosités. La réaction fébrile est faible ou nulle, l'appetit est souvent conservé, mais les forces diminuent rapidement. Après un temps variable, quelquefois assez long, le sang apparait brusquement dans les déjections, ainsi que les débris d'épithelium, la fièvre se déclare et la maladie prend tous les caractères de la forme aiguë franche.

La *dyssenterie chronique* débute quelquefois d'emblée ; elle succède le plus souvent à la forme aiguë. Dans ce dernier cas il est difficile de préciser le moment où la maladie passe à l'état chronique. « Ce changement, marqué par le moment où la lutte de l'organisme contre les influences endémiques se termine par le triomphe de celles-ci, peut arriver à des époques très variables de la durée de la dyssenterie (1)». Une maigreur extrême et la coloration jaune terreuse de la peau caractérisent cette forme de dyssenterie. Comme le fait observer M. Dutroulau, la peau conserve au visage les plis causés par les contractions de la souffrance, ce qui donne à la physionomie une expression particulière ; le regard a perdu sa vivacité, la voix est cassée, les forces sont déprimées et le malade est très sensible au froid. Les selles sont de nature variable, au nombre de 5 ou 6 par jour. Les évacuations sont ordinairement plus fréquentes la nuit que pendant le jour, ce qui tient probablement en partie à l'abaissement de la température.

---

(1) Dutroulau. *Maladie des Européens dans les pays chauds.* Paris, 1868.

Quand la mort survient, elle arrive par épuisement progressif du malade, et c'est la terminaison inévitable de la dyssenterie chronique si le malade n'est promptement renvoyé en France.

COMPLICATIONS. — Les complications les plus communes de la dyssenterie sont la fièvre paludéenne et l'hépatite.

La fièvre paludéenne se montre chez un tiers environ des dyssentériques affectant le plus souvent le type quotidien. Nous avons pu remarquer à l'hôpital de Choquan que le type tierce domine au contraire chez les Annamites. La fièvre paludéenne compliquant la dyssenterie est toujours simple dans la forme chronique de cette maladie. Elle peut être simple aussi dans la forme aiguë, mais dans cette dernière (dyssenterie aiguë) on rencontre fréquemment des accès pernicieux qui sont toujours d'une gravité extrême ; la résistance vitale du malade épuisé, annéanti par la dyssenterie, est insuffisante pour réagir contre les effets de l'empoisonnement palustre. On ne doit pas confondre la dyssenterie compliquée de fièvre pernicieuse avec la fièvre pernicieuse à forme dyssentérique qu'on rencontre assez fréquemment en Cochinchine.

Dans la fièvre simple, le sulfate de quinine non-seulement réussit à faire disparaître les accès, mais à la suite de son administration on remarque souvent un amendement notable des symptômes de

la dyssenterie. Ces salutaires effets du sel de quinine sont moins prononcés dans la dyssenterie chronique qu'on a souvent beaucoup de peine à isoler de
ses complications paludéennes.

L'action du sulfate de quinine doit être telle si l'on
considère que le plus souvent la coexistence de la
fièvre intermittente contribue à accroître les phénomènes dyssenteriques, ce qui tient à la tendance,
qu'ont les fièvres de Cochinchine, à se localiser sur
le tube digestif. M. Fournier (1) a parfaitement établi
que surtout aux mois de mars, avril et mai, les
fièvres d'accès s'accompagnent fréquemment d'irritation gastro-intestinale qui se traduit par des vo-
missements ou par des évacuations alvines plus ou
moins abondantes, séreuses ou séro-sanguinolentes.
Cette action du quinquina est si frappante que M.
Duteuil (2) en conclut qu'il peut faire disparaître la
dyssenterie. Celle-ci n'étant qu'un empoisonnement par les miasmes paludéens, il regarde le sulfate de quinine comme combattant la cause de la maladie, tandis que le calomel, l'ipéca, etc., n'en com-
battent que les effets. Ils est vrai que dans les cas

---

(1) Fournier, *Des fièvres paludéennes à détermination gastro-intesti-
nales*, observées en Cochinchine, Montpellier, 1864.

(2) Duteuil, *Notes médicales recueillies pendant un séjour de 5 ans
en Chine, en Cochinchine et au Japon*, Paris, 1864.

observés par M. Duteuil, et dans lesquels le sulfate de quinine a parfaitement réussi, l'élément paludéen dominait la constitution médicale.

La complication de fièvre intermittente simple peut passer inaperçue quand les accès ne se présentent pas avec leurs trois stades, et être confondue avec le mouvement fébrile qui marque quelquefois l'augmentation de la dyssenterie. On ne doit pas oublier que dans la complication paludéenne le pouls est développé, très fréquent, la peau chaude et couverte d'une sueur abondante, tandis que dans la fièvre symptomatique le pouls est plus serré, moins fréquent et la peau ordinairement sèche.

Quant à la complication hépatique il en sera question en parlant des maladies du foie.

RECTITE DYSSENTERIQUE.— Il nous reste à mentionner une forme de dyssenterie très commune en Cochinchine : c'est la dyssenterie à localisation rectale, connue sous le nom de rectite dyssenterique. Tantôt cette rectite est une terminaison de la dyssenterie, tantôt débutant d'emblée, elle est le point de départ de dyssenterie très grave, l'inflammation s'étendant de proche en proche à toute la muqueuse du gros intestin. En général, la marche de l'affection est très-lente, la durée en est toujours longue. Le symptôme caractéristique de la maladie est l'évacuation de matières moulées recouvertes seulement de mucus et de sang. « Il suffit, dit M. le

docteur d'Ormay (1), des premières notions de phi-
siologie pour déclarer dans ce cas le colon indemne
car tout le monde sait que les matières arrivent
liquides dans le gros intestin, et que ce n'est que là
qu'elles se moulent, et que, par suite, quand le colon
est malade dans une certaine étendue, la diarrhée
est un symptôme obligé de la maladie. On ne peut
donc pas admettre que le colon soit malade quand
on voit une série de selles ne contenant que des glai-
res ou du sang, entremêlées de selles moulées et
même de scybales. On est bien obligé de reconnaître
à ces signes que le rectum seul est malade. » Dans sa
thèse inaugurale(2) notre collègue et ami M. le docteur Leclerc a cité un grand nombre d'observations
de cette affection qui jusque là n'avait pas été dé-
crite d'une manière complète.

Diagnostic.—La dyssenterie ne peut être confondue qu'avec la rectite dyssenterique et la fièvre pernicieuse dyssenterique. L'absence de symptômes
généraux et la nature des selles permettent de reconnaître la rectite. Dans la fièvre à forme dyssenterique,
l'état du pouls et la nature des évacuations composées de sang noirâtre ou présentant ce caractère au
bout de quelques heures empêcheront toute erreur.

---

(1) Rapport médical pour l'année 1865.

(2) Leclerc. *Considérations sur la rectite dyssenterique et l'herpès
circiné* observés en Cochinchine. Montpellier, 1871.

TRAITEMENT. — Le traitement de la dyssenterie légère ne diffère pas de celui de la dyssenterie bénigne des pays tempérés; les purgatifs salins et un régime diététique approprié amènent promptement la guérison.

Dans la forme aiguë de la maladie, on a recours au calomel, à l'ipeca, à l'opium, aux purgatifs salins, au sous-nitrate de bismuth. Nous allons dire un mot de l'indication d'administration de ces médicaments, renvoyant pour les détails à l'excellente thèse de M. Bourgarel dans laquelle le traitement de la dyssenterie a été longuement exposé.

« Le calomel, employé comme méthode générale dans la dyssenterie, constitue une médication inopportune et souvent dangereuse (1). » Ce médicament doit être réservé pour certains cas de dyssenterie inflammatoire. D'après M. Delioux de Savignac il est indiqué « lorsqu'il y a lieu de faire un appel énergique à la sécrétion biliaire opiniâtrement suspendue, tel est le cas des selles persistantes composées de mucus et de sang, sans fécalisation apparente, sans trace de bile, avec épreintes et ténesme. Il convient beaucoup moins quand la sérosité prédomine dans les évacuations ; il est contre-indiqué quand celles-ci sont franchement bilieuses, dans

---

(1) Fonssagrives, *Bulletin de Thérapeutique*, 1861.

la forme bilieuse par conséquent (1). » L'usage du calomel ne doit pas être continué longtemps pour éviter de plonger les malades dans un état de dépression qui pourrait devenir dangereux.

Dans les cas où le calomel est contre-indiqué, c'est à l'ipéca qu'on a recours; l'infusion est la forme sous laquelle il est le plus souvent administré. On prescrit aussi les pilules de Segond dans lesquelles l'ipeca est associé au calomel et à l'opium, et qu'on peut modifier suivant les circonstances.

L'opium est rarement employé seul à cause de son action stupéfiante. Il est très utile associé au calomel, à l'ipeca, au bismuth, aux astringents dont il facilite la tolérance et l'action thérapeutique. Il doit toujours être administré à de faibles doses ; il n'y a aucun avantage à dépasser 10 centigrammes.

Le sous-nitrate de bismuth est employé quand le sang a complètement disparu des selles et que les symptômes d'acuité n'existent plus. Il est surtout utile dans la dyssenterie chronique.

Les purgatifs salins sont indiqués quand les selles se composent de matières fécales entourées de mucosités glaireuses et sanguinolentes et de placards de pus. M. le docteur Aubert employait dans le

---

(1) Delioux de Savignac, *Traité de la dyssenterie*, Paris, 1863.

même cas, la manne dont il a obtenu d'excellents résultats.

Dans la dyssenterie chronique on doit relever les forces du malade par le quinquina, le fer et un bon régime alimentaire, et le traitement de la dyssenterie devient tout à fait local : Lavements avec l'alun, l'acétate de plomb, le nitrate d'argent, la teinture d'iode.

Les complications hépatique et paludéenne seront combattues : la première, par les sangsues, le calomel à haute dose et les vésicatoires sur la région du foie ; la seconde par le sulfate de quinine.

Le régime des dyssenteriques doit toujours être attentivement surveillé. Les premiers jours, diète absolue, eau albumineuse qui est un véritable aliment. On nourrira ensuite progressivement le malade, en ayant soin de choisir des aliments dont la digestion peut se faire dans l'estomac. Les œufs, le jus de viande, le poulet, l'eau vineuse seront la base de l'alimentation.

Enfin, le rapatriement est urgent pour ceux dont les forces ne reviennent que lentement et ceux qui sont atteints d'une récidive.

Contagion. — La contagiosité de la dyssenterie est incontestable. Si comme celle de toutes les autres maladies contagieuses sous les climats tropicaux elle est affaiblie, en Cochinchine, on n'en trouve pas moins des exemples frappants dans les hôpitaux et surtout à bord des navires destinés au rapatriement des convalescents. Nous avons pu voir plusieurs fois des malades couchés dans des lits voisins des dyssenteriques contracter l'affection ; en 1867, une salle de 90 lits, à l'hôpital de Saïgon ne comptait pas moins de 72 dyssenteriques dont le plus grand nombre avaient contracté la maladie dans la salle même. La contagiosité de cette maladie n'a pas le degré que lui ont assigné certain partisans de la contagion ; néanmoins, le médecin ne doit pas se livrer à une sécurité exagérée qui se traduirait par la négligence des préceptes de l'hygiène et qui pourrait avoir des conséquences extrêmement fâcheuses.

DIARRHÉE.

Le nombre considérable des cas (2.200 environ) qu'on observe chaque année dans les hôpitaux de la Cochinchine montre l'importance de la diarrhée dans cette colonie, et avec quelle attention il faut la surveiller. Elle se répartit à peu près également dans les différents mois ; pourtant, elle est un peu moins fréquente pendant la saison sèche. Son étiologie est très variable et souvent impossible à préciser ; d'autant plus que le séjour dans les pays chauds constitue une véritable prédisposition aux affections abdominales qui permet à de nombreuses causes déterminantes et occasionnelles d'agir. Le miasme dyssenterique en provoque souvent l'éclosion.

La diarrhée bilieuse est très fréquente. « La prépondérance d'activité que prend le foie, lui fait verser dans l'intestin une quantité de bile qui excède les besoins de la digestion, et détermine une purgation véritable accompagnée de coliques, à la manière des évacuants cholagogues (1). » Cette dernière forme récidive fréquemment en vertu de la cause qui la produit.

La marche de cette affection est quelquefois intermittente ; la durée en est variable. Si la guérison n'est pas obtenue rapidement, la persistance de la maladie amène l'anémie et un épuisement considérable de l'économie.

Les opiacés qu'on est tenté d'employer au début de toutes les diarrhées sont loin de convenir à tous les cas. Ils sont complètement inutiles dans la diarrhée lienterique et dans celle qui accompagne la congestion hépatique. Les astringents et particulièrement le tannin sont avantageusement employés.

Les accès paludéens compliquent souvent la diarrhée. Le sulfate de quinine dans ce cas est assez mal supporté, il irrite l'intestin et accroit le nombre des selles. On doit lui associer l'opium qui combat avec succès son action irritante.

_____

(1) Fonssagrives, loc. cit.

MALADIES DU FOIE.

« L'action collective des météores, dans les climats chauds, se traduit par un mouvement centrifuge dont le résultat est l'exagération des fonctions ultérieures ou éliminatrices. La peau et le foie sont les organes surexcités : d'où l'augmentation des excrétions sudorale et biliaire ; le poumon et le tube digestif sont les plus affectés par ce déplacement d'activité fonctionnelle et circulatoire : d'où la prédominance des éléments carbonés et la diminution des globules du sang, l'imperfection de la chylification et la souffrance de l'assimilation ; partant l'exaltation de la sensibilité (1). »

L'étiologie des maladies du foie est toute dans ce paragraphe. C'est en effet au nouveau rôle physiologique de cet organe, à l'exagération de ses fonctions qu'il faut attribuer les inflammations de la glande hépatique qui atteignent l'Européen dans les pays chauds. Aussi, nul ne saurait se soustraire aux atteintes de l'hépatite ou de l'hypérémie du foie, conséquence fatale d'un séjour trop prolongé dans les contrées intertropicales.

L'hypérémie du foie existe depuis longtemps quand le malade se présente pour la première fois à la consultation du médecin. Elle existe dès l'arri-

(1) Dutroulau, loc. cit.

vée dans les pays chauds ; insensiblement l'organe s'hypertrophie, sans que cette lésion de nutrition s'accompagne d'aucun signe sensible. Pendant plusieurs années elle est compatible avec une apparence de santé relativement irréprochable. Cet engorgement est un fait tellement positif, dit M. Fonssagrives, que nous croyons pouvoir affirmer que dans un équipage qui a séjourné deux ou trois ans dans les pays chauds, il n'est peut-être pas dix hommes chez lesquels la glande hépatique conserve son volume normal.

La statistique des hôpitaux est en contradiction frappante avec les faits. Elle n'indique qu'un petit nombre de malades atteints d'affections du foie, alors qu'il suffit d'examiner ceux qui ont fait un long séjour dans la colonie pour se convaincre de leur fréquence. On n'entre à l'hôpital que lorsque la maladie acquiert une certaine gravité, et de plus ceux qui en sont atteints arrivent en général au terme de leur séjour en Cochinchine et réclament à juste titre le rapatriement pour se débarrasser d'un affection qui disparaît dès que le sujet est soustrait aux causes climatériques qui l'ont provoquée.

Si nous avons admis une identité de causes pour la dyssenterie et les fièvres paludéennes, nous ne pouvons voir entre la dyssenterie et l'hépatite l'étroite parenté qu'admettent les médecins qui supposent d'origine miasmatique l'inflammation du foie dans les pays chauds. La dyssenterie et les fièvres périodiques naissent sous certaines conditions que nous avons exposées et hors desquelles ces affections sont inconnues. Il n'en est pas de même pour l'hépatite, que l'on rencontre dans tous les pays où une température constante et élevée est l'élément prédominant de la climatologie. Sous les climats chauds où règne la dyssenterie l'hépatite se montre fréquemment, mais cette dernière n'en existerait pas moins alors même que la dyssenterie n'y apparaîtrait jamais. Dans la réunion de ces deux états pathologiques, nous ne voyons qu'une coïncidence. D'ailleurs, comment expliquer qu'une seule cause originelle produise des effets si différents. Quand nous avons établi que les miasmes paludéens sont la source de la dyssenterie, nous nous sommes trouvés en présence de cette même objection et nous avons dû chercher dans les effluves, eux-mêmes des causes multiples capables d'agir sur l'économie différemment les unes des autres. Le miasme de nature animale n'engendre pas la fièvre, l'autre de nature végétale est inapte à produire la dyssenterie. Les émanations des marais sont de même incapables de provoquer l'hépatite pour l'éclosion de laquelle une cause spéciale est nécessaire et cette cause nous la trouvons dans le climat de la Cochinchine analogue en cela à celui de toutes les contrées intertropicales.

D'ailleurs si l'exagération des fonctions du foie ne suffisait pas pour expliquer la production de l'hépatite, nous trouverions dans la nature de ces affections, et enfin dans leur traitement la preuve irrécusable de la non-identité des éléments étiologiques de la dyssenterie et de l'inflammation de l'organe hépatique; dans la dyssenterie, intoxication se traduisant par des désordres locaux variables : exhalation sanguine, ulcération, gangrène, absence habituelle de réaction générale, prostration profonde avec tendance ultime vers l'algidité; dans l'hépatite, congestion active, inflammation franche dont le terme rapide est la formation du pus.

Enfin, en consultant les statistiques des convalescents renvoyés en France, nous trouvons que la durée du séjour en Cochinchine n'influe pas sur la fréquence de la dyssenterie, tandis que le nombre des malades rapatriés atteints d'hépatite est toujours proportionnel à la durée du séjour des troupes dans la colonie.

HYPÉRÉMIE DU FOIE. — Les premiers symptômes qui se manifestent sont la tension, le gonflement de l'hypochondre droit et une douleur plus ou moins prononcée au foie et à l'épaule droite. Le volume du foie est toujours augmenté. L'état général est presque normal. La constipation est d'ordinaire la régle, pourtant la diarrhée peut se montrer. La peau et les muqueuses prennent une teinte ictérique.

Cette maladie se termine par résolution, ou passe à l'état chronique ou se transforme en hépatite.

L'hypérémie chronique du foie se montre surtout chez les personnes qui ont fait un long séjour dans les pays chauds. Elle diffère de la forme aiguë par l'atténuation de tous les symptômes et par sa longue durée qui peut dépasser plusieurs années. La guérison peut avoir lieu à la suite d'un traitement actif et de règles hygiéniques bien observées. Mais les rémissions ne sont que passagères, et le retour en Europe devient indispensable si l'on ne veut pas voir les forces décliner, l'anémie survenir avec la diarrhée et la dyssenterie qui atteint si facilement, sous les tropiques, les hommes affaiblis.

HÉPATITE. — L'hépatite franche succédant à l'hypérémie du foie, très commune au Sénégal, est rare en Cochinchine. Les causes sont souvent impossibles à préciser. Elle se montre de préférence à l'arrivée de la saison sèche.

L'hépatite accompagnant la dyssenterie est au contraire d'une grande fréquence. On admet généralement qu'elle reconnaît pour cause des embolies de la veine porte développées sous l'influence de l'inflammation et des ulcérations du gros intestin, embolies entraînées et arrêtées dans les ramifications de la veine porte qui se distribuent dans le foie.

On doit soupçonner l'existence d'une hépatite chez

un dyssenterique quand on voit se manifester un amendement apparent des symptômes locaux de la dyssenterie avec une aggravation des symptômes généraux : diminution ou suppression des selles d'une part; de l'autre, intensité de la fièvre, sa prolongation, redoublement fébrile le soir, précédé de frissons. Le pronostic des abcès du foie est, dans ce cas, des plus graves. Ceux-ci sont généralement uniques, parfois doubles, rarement multiples

Dans le traitement de l'hépatite compliquant la dyssenterie, on doit être plus sobre d'émissions sanguines que dans l'hépatite franche On insistera surtout sur le calomel associé à l'opium, tant que les symptômes hépatiques seront prédominants.

CHOLÉRA.

Les derniers ravages du choléra, en Cochinchine, datent de l'année 1866. Depuis cette époque, sa disparition a été si complète que nous n'en avons pas observé un seul cas pendant un séjour de quatre ans dans cette colonie. Cette disparition si subite et si inattendue d'un fléau que ramenait chaque année la saison sèche et dont la durée égalait celle de l'été intertropical, nous a suggéré quelques réflexions que nous allons brièvement exposer. Cette régulière périodicité qui caractérisait le choléra dans la Basse-

Cochinchine est-elle l'indice d'un état sporadique ou d'une importation ou n'est-elle que la manifestation masquée de l'intoxication paludéenne? Disons, tout d'abord, que l'idée d'une importation des bords du *Gange*, d'où on le considère généralement comme originaire, doit être écartée. Il sévit en Cochinchine pendant la période de l'année où le vent se dirige de de la Cochinchine vers l'Inde. Il ne faut pas non plus en accuser la Chine où il n'apparait que lorsqu'il a cessé de sévir dans notre colonie. La Basse-Cochinchine est donc comme l'Inde un centre d'endémie cholérique, et l'analogie des conditions géologiques de ces deux contrées permet d'imputer au sol et à ses productions végétales ou animales la production de cette terrible maladie. Le sel de quinine a-t-on dit est sans action dans le traitement du choléra, celui-ci ne saurait donc être attribué à la constitution palustre du pays. La réponse à cette objection est encore, dans le cas des miasmes cholérigènes, celle que nous avons donnée pour expliquer la cause de la dyssenterie. La source du choléra est dans les foyers d'émanations paludéennes et ces foyers dans lesquels nous avons trouvé les éléments étiologiques différents des fièvres périodiques et de l'infection dyssenterique peuvent bien récéler aussi celle de l'endémie cholérique. Mais cette cause pour provoquer l'éclosion de la maladie sollicite le concours de diverses conditions qu'on trouve réunies dans les

fatigues qu'imposaient les expéditions, conditions
multiples, à chacune desquelles il faut attribuer
une part inégale et dont il n'est pas impossible qu'on
puisse, quelque jour, déterminer le degré d'action.

Non-seulement le choléra accompagnait les expéditions, mais encore il suivait pas à pas le corps
expéditionnaire, passant en même temps que lui
d'une ville à une autre, disparaissant subitement
d'un lieu qu'abandonnaient les troupes, et cessant
bientôt ses ravages quand les pluies de l'hivernage renvoyant les soldats dans leurs casernes met-
taient un terme aux fatigues qu'ils avaient dû
supporter.

Dans cette chasse que nous faisait le fléau, les
victimes étaient d'autant plus nombreuses que le lieu
où l'on expéditionnait était plus insalubre. Dans chacun des postes où il a sévi, le nombre des malades
qui en ont été atteints a toujours été proportionnel à
celui des fiévreux et des dyssenteriques. Enfin les
difficultés de la conquête devenant moindres chaque
année, la décroissance du choléra en a été la conséquence. Les décès dûs à cette affection ont été au
nombre de 159 en 1861, 115 en 1862, 85 en 1863,
86 en 1864, 47 en 1865, 4 en 1866, et depuis cette
dernière année, aucun cas nouveau n'a été observé.
Le succès de nos armes nous a valu la soumission
complète de l'Annamite; la disparition du choléra
a été le premier bienfait de la paix.

ULCÈRE DIT DE COCHINCHINE.

Les nombreux travaux publiés depuis quelques années sur les ulcères observés dans nos différentes colonies intertropicales ont démontré l'identité de toutes ces affections connues sous le nom de Ghé Ham, ulcère de Saïgon, de Cochinchine ou Annamite, ulcère de Cayenne, ulcère de Mozambique, ulcère des pays chauds. Les mêmes causes produisent partout, à des degrés divers ce travail de destruction des tissus organisés connu sous le nom de *phagédénisme* : en première ligne, une température élevée et une humidité excessive; comme causes prédisposantes, l'affaiblissement de la constitution, l'anémie, les fatigues, les maladies antérieures. La description qu'on a donnée de l'ulcère annamite n'a donc rien de spécial, et il conviendrait, aujourd'hui que les avis sont unanimes pour admettre l'identité de ces affections chirurgicales, de remplacer les dénominations locales par celle plus générale d'*ulcère phagédénique des pays chauds.*

M. Thorel a décrit cet ulcère (1) sous le nom de pourriture d'hôpital. Si les deux maladies offrent quelques points de comparaison, elles présentent des différences importantes et si tranchées qu'on ne saurait admettre leur identité. La pourriture d'hô-

(1) Thorel. Loc. cit.

pital est contagieuse, l'ulcère des pays chauds ne l'est pas ; le premier a une marche aiguë, l'autre se distingue par sa chronicité et ce n'est que lorsque surviennent certaines complications et surtout la *complication de pourriture d'hôpital* que la marche de la maladie devient plus rapide. M. Thorel a essayé de démontrer la contagiosité de l'ulcère annamite en se basant sur la facilité avec laquelle les membres de la commission d'exploration du Mékong dont il faisait partie, contractaient cette maladie dans les villages où elle était commune. Nous ne saurions voir là une preuve de contagion ; il est plus logique de supposer que c'est à l'exposition aux mêmes causes qui rendaient fréquente la maladie dans ces contrées, qu'il faut imputer les ulcères qui les ont atteints.

A l'hôpital indigène de Choquan où nous avons eu à soigner, à la fois, dans une même salle jusqu'à 27 hommes présentant cette affection à tous les degrés, nous n'avons jamais observé un seul cas de contagion. Notons encore la disparition à peu près complète de ces ulcères pendant la saison sèche.

V. CONSIDÉRATIONS HYGIÉNIQUES.

Quand on compare les lugubres tableaux nécrologiques des premières années de l'occupation de la Cochinchine avec les statistiques des décès des dernières années, on est tenté d'attribuer aux conditions d'existence qu'imposaient au corps expéditionnaire les dures nécessités de la guerre, les maladies qui ont fait en peu de temps de trop nombreuses victimes. En présence des brillants résultats obtenus rapidement par une hygiène que réclamaient depuis longtemps les médecins de la colonie, quelques enthousiastes n'ont pas manqué de voir dans cette amélioration rapide de la santé publique une preuve irrévocable de la salubrité de la Cochinchine et dans a pacification du pays le spécifique infaillible qui devait préserver de tous les maux qui jusque là avaient décimé nos soldats. Cette espérance que chacun eût vivement désiré pouvoir partager était malheureusement mal fondée. Les conditions fâcheuses dans lesquelles s'effectuaient les premières expéditions rendaient bien compte des pertes considérables que nous avions eu à déplorer et que faisait subir au corps expéditionnaire un ennemi autrement redoutable que celui que nous poursuivions : le climat de la Cochinchine. L'annamite soumis, on s'occupa activement du bien être des troupes; les succès répondirent aux efforts de chacun. et, entr'autres, la disparition du choléra qui chaque année faisait de nombreuses victimes fut la première conquête de l'hygiène. Toutefois, il est des conditions d'existence contre lesquelles l'hygiène est loin d'être toute puissante et qu'elle ne saurait faire disparaître. Mais elle peut en atténuer

les effets en préparant l'organisme à lutter plus effi-
cacement contre ces causes morbides. La Cochinchine est essentiellement malsaine : la nature de
son sol, la constance de son climat brûlant, sont
des causes morbides contre lesquelles on ne peut
opposer que des palliatifs et auxquelles on ne saurait
se soustraire entièrement malgré les soins hygiéniques les plus incessants. Et c'est pour n'avoir
accusé que les fatigues de la guerre et avoir négligé
la part, malheureusement trop grande du climat,
qu'on a cru qu'allaient disparaître à l'achèvement de
l'œuvre de pacification, les fléaux qui avaient accom-
pagné notre conquête, et par leurs ravages terrifié
nos troupes victorieuses.

Si l'Européen appelé à vivre dans les pays chauds
ne peut éviter la lutte contre les influences climatériques et géologiques, au moins doit-il demander à
l'hygiène les moyens appropriés pour la soutenir
longtemps. Un long séjour en Cochinchine est impossible : les faits sont si nombreux et si concluants
que nous croyons inutile d'essayer de le démontrer, et
ce que Duvivier disait des pays chauds en général
s'applique sans restriction à cette colonie : « Il n'y
a pas d'acclimatement, il y a un triage fait par la
mort (1). » Cela posé, quelle doit être la limite de
ce séjour ?

_____

(1) Desjoberts, *Ann. d'hyg. publ.*, tome XXXIX.

. Ici se présentent deux considérations : l'une purement administrative, la seconde essentiellement médicale et la seule dont nous nous occuperons. Si au
point de vue administratif les avis sont partagés, il
n'en est pas de même des médecins qui s'accordent
à trouver beaucoup trop longue la période réglementaire de trois ans imposée pour le service dans
les Colonies. « Nous croyons que si nos matelots
peuvent après deux, trois ou quatres années de
campagne, avoir acquis une résistance à l'infection
palustre qu'ils n'avaient pas en arrivant, l'action prolongée du climat les a énervés, a diminué leur force
de résistance vitale et leur a créé des aptitudes morbides dont l'imminence s'accroit avec le temps. Quand
on arrive de France on apporte avec soi sa provision
de santé et de vigueur comme on apporte sa provision
de vêtements; l'usure des deux côtés est progressive,
il faut revenir avant qu'elle soit complète. . . . . .

« La période de trois ou quatre ans que durent
quelquefois les campagnes dans les pays chauds est
inapte à voir naître l'acclimatement ; chaque année
affaiblit de plus en plus les équipages dans une proportion qui s'élève très rapidement après la deuxième
année accomplie ; le séjour dans les pays chauds ne
devrait jamais excéder le terme de 18 mois (1). »

---

(1) Fonssagrives. Loc. cit.

Nous avons vu que la durée moyenne du séjour des individus atteints de dyssenterie est de 20 mois ; de plus, si l'on considère que l'anémie fait de grands progrès surtout après la deuxième année du séjour, et par là prédispose l'Européen à contracter des maladies d'autant plus graves que sa santé est déjà plus altérée, que c'est à partir de la deuxième année que se montrent les affections du foie, enfin que le séjour en Cochinchine devient impossible à celui qui a dû payer son tribut aux endémies, on n'hésitera pas à admettre que la limite de deux ans, pour les hommes valides, ne devrait jamais être dépassée et que le rapatriement des malades est urgent dès le début de la convalescence pour les soustraire aux récidives qui suivent souvent de près une première atteinte.

Les travaux d'assainissement ont été entrepris dans la plupart des postes militaires, et les résultats satisfaisants qu'ils ont donnés, surtout à Saïgon, doivent engager à les poursuivre activement sur tous les points de la colonie. Pour soustraire les centres de population aux émanations palustres on s'attachera à régulariser la voirie, combler les marécages environnants, et opposer aux effluves apportés par les vents des plantations d'arbres qui établiront une barrière salutaire entre les habitations et les sources de miasme toxiques. Autour de ces habitations, une végétation modérée diminuera l'intensité de la chaleur en entretenant un certain degré constant d'humidité ; trop touffue, elle serait bientôt une cause de fièvres par la décomposition des détritus végétaux qui s'accumuleraient sur le sol.

HABITATIONS. — Pendant longtemps, l'humble *case* de l'indigène a servi d'abri au corps expéditionnaire ; aujourd'hui Saïgon possède d'élégantes maisons qui réunissent le luxe et le confortable, et qui preuves irrécusables de l'activité commerciale du pays sont du meilleur augure pour l'avenir de notre colonie.

L'habitation annamite n'a que le rez-de-chaussée et est fort basse. Le toit, soutenu par des troncs d'arbres ou par des colonnes plus ou moins ornementées, est très incliné et recouvert en paille, jonc ou feuilles de palmiers. Les parois de la maison sont également en feuilles de palmier ou de roseau ; pas de fenêtre, pas de cheminée, aucune issue pour le jour et la lumière, si ce n'est par la porte d'entrée. Les insectes y pullulent : à la partie supérieure circulent les rats, les gekos, les boas ; dans l'intérieur, les moustics dont les indigènes ne se préservent qu'en allumant du bois humide qui produit une épaisse fumée. Le sol de la demeure assez mal battu, est traversé par des rigoles creusées par la pluie qui tombe à travers le chaume de la toiture ; aussi par les temps d'orage est-on dans un

véritable marais. Chez les riches les feuilles de
palmier qui constituent les parois de la maison sont
en planches ou en torchis et le toit est quelquefois
recouvert de tuiles.

Les habitations européennes sont construites en
briques reposant sur des assises de cette pierre de
Bien-Hoa que nous avons signalée dans un autre
chapitre. La toiture est formée de tuiles superposées.
Les plafonds manquant dans beaucoup de maisons,
la température de l'atmosphère s'élève rapidement
au contact de ces tuiles échauffées par les rayons
solaires. L'insolation prolongée de la saison sèche,
y produit des fissures qui, à l'hivernage, laissent
filtrer à l'intérieur des filets d'eau plus ou moins
volumineux. Un grand nombre de constructions
destinées au logement des troupes présentent ceci
de particulier, qu'un jour a été ménagé entre le toit
et la partie supérieure du mur, afin de permettre le
renouvellement constant de l'air à leur intérieur. Ce
mode de construction est défectueux ; il expose ceux
qui couchent dans ces habitations à l'impression
d'un air frais et humide lorsque surviennent les
brusques changements de température de la saison
humide. Cet inconvénient est encore bien plus grand
quand les bâtiments sont destinés à recevoir des
malades ; on en fait chaque jour la triste expérience
à l'hôpital de Saïgon où les salles représentent
d'immenses hangars rectangulaires entièrement ou-

verts sur une de leurs faces. La difficulté de s'y préserver d'une lumière vive et de la chaleur transmise
par la toiture en rendent le séjour très-pénible ; la
nuit, le malade est exposé aux mêmes intempéries
de l'air qui ont déterminé la maladie qui l'a conduit
à l'hôpital

Le rez-de-chaussée est un séjour qu'il faut soi-
gneusement éviter au moins la nuit ; un ou deux
étages doivent être affectés au logement des troupes.
D'amples corridors permettront une circulation facile de l'air, et extérieurement de larges galeries
garantiront du soleil par des rideaux en rotin et
mieux par une fermeture plus complète en châssis à
persienne.

ALIMENTATION. — Les substances alimentaires
destinées aux troupes sont en général de bonne qualité. D'ailleurs, elles ne sont délivrées qu'après exa-
men par une commission nommée à cet effet et dont
le médecin fait toujours partie. La viande de bœuf
doit toujours être examinée avec soin. « Pendant la
saison sèche, les bœufs ne trouvent dans les marais
desséchés qu'une substance insuffisante et maigris-
sent, deviennent anémiques et ne fournissent qu'une
viande sèche, coriace et d'une valeur nutritive presque nulle. Au moment des pluies, ils mangent avi-
dement l'herbe hâtive et aqueuse dont se couvre le
sol ; au bout de quelque temps, ils présentent un
certain embonpoint, mais en y regardant de près,

on s'aperçoit bientôt que ce soi-disant embonpoint
n'est qu'un état hydropique dû à la nourriture
aqueuse et peu substantielle dont ils font usage.
Vers le milieu de la saison humide, ils sont atteints
en assez grand nombre d'une affection épidémique,
sorte de morve, qui a pour caractère un jetage nasal
dû au développement de larges pustules sur la muqueuse pétuitaire. Ces pustules prennent naissance
bientôt sur la muqueuse aérienne et sur les plèvres;
des abcès se forment sur les poumons d'abord, puis
dans les divers organes et les malheureuses bêtes
succombent à une véritable infection purulente. Un
contrôle sévère est nécessaire pour éviter que les
animaux ayant ainsi succombé servent à l'alimentation. (1) »

Les eaux destinées à l'alimentation laissent beaucoup à désirer. Dans la plupart des postes, on n'a
pendant la saison sèche d'autres eaux que celles du
fleuve qui ne doivent servir à la consommation
qu'après avoir été filtrées. L'alunage est généralement
adopté en Cochinchine. La purification par le char-
bon est le moyen auquel on doit recourir de préférence. Pendant l'hivernage l'eau de pluie est la seule
usitée dans les endroits où il n'y a pas de puits
pouvant fournir une eau pure; quoique insalubre, par

---

(1) Lange, *De la Diphtérie*. Relation d'une épidémie de cette maladie
observée à Tong-Kéou (Cochinchine), Montpellier, 1869.

l'absence de sels, et fâde, elle convient mieux que l'eau de rivière qui après la filtration contient encore une grande proportion de matières organiques en dissolution. La fraîcheur de l'eau est une de ses qualités les plus essentielles qu'on essaie d'obtenir, souvent en vain, par l'emploi de gargoulettes.

La soif est toujours très vive, excitée par la température élevée de l'atmosphère et les excessives déperditions de la peau. De tous les moyens conseillés pour apaiser ce besoin, le meilleur consiste dans l'abstention absolue de boissons dans l'intervalle des repas. Nous invoquerons à ce sujet l'autorité de M. le professeur Fonssagrives : La soif est un des dangers les plus réels de la navigation dans les pays intertropicaux. Tout homme qui lutte courageusement contre ce besoin est à peu près sûr de conserver sa santé intacte. Et cela se conçoit : l'estomac distendu incessamment par des liquides, perd son essor et digère mal, l'appétit s'émousse, des sueurs abondantes imposent à l'organisme des pertes qui l'affaiblissent ; tout en un mot concourt à diminuer la réparation et à accroître au contraire la dépense..... Nous engageons donc les Européens qui vivent dans les pays chauds à ne jamais boire qu'aux deux repas de la journée. » *Hygiène navale.*

VÊTEMENTS. — Les vêtements doivent être amples et flottants pour permettre la libre circulation de l'air, de laine sur le ventre et la poitrine, de fil ou de coton pour le reste du costume. Le gilet de flanelle appliqué sur la peau est une excellente mesure qui a été adoptée pour les troupes de la Colonie. Quelques médecins lui préfèrent les gilets en tissu de coton qui ne causent pas l'irritation cuisante de la flanelle à laquelle ils attribuent une grande part dans la production de ces efflorescences lichénoïdes et autres qui sont le tourment de l'Européen en Cochinchine.

La coiffure usitée dans le pays, et réglementaire pour nos soldats, le salacco, réunit de bonnes conditions et doit être conservée.

La chaussure de cuir est excellente pendant l'hivernage, alors que le terrain est détrempé partout ; pendant la saison sèche, le cuir se raccornit et devient une cause de blessures. Les souliers de toile grise doivent lui être préférés pendant l'été.

Bains, ablutions. — L'usage des bains froids est le moyen le plus efficace pour résister à la débilitation que produit à la longue une chaleur intense. Les ablutions froides, pratiquées matin et soir, donnent de la vigueur, modèrent l'abondance des sueurs et rendent moins impérieux le besoin d'ingérer des boissons froides. Elles constituent le meilleur moyen à opposer aux bourbouilles.

Sieste. — Dans les pays chauds, la sieste est un besoin impérieux. Elle repose le corps des fatigues dues aux pertes considérables que la chaleur impose à l'organisme. Elle ne doit pas être trop prolongée sous peine de voir résulter des effets contraires à ceux qu'on recherchait.

Les troupes sont consignées dans les casernes de neuf heures du matin à trois heures du soir. Cette excellente mesure évite aux imprudents les dangers de l'insolation et permet à tous de prendre un repos salutaire, indispensable au moment le plus chaud de la journée.

Le climat de la Cochinchine n'agit pas seulement sur l'homme en modifiant les fonctions physiologiques de son organisme ; il exerce aussi une influence profonde sur ses facultés intellectuelles. Les conditions climatériques d'une part, de l'autre les conditions d'existence qui laissent trop de temps consacré à l'oisiveté contribuent puissamment à opprimer l'intelligence. L'affaiblissement de la mémoire est le premier symptôme de cette *anémie intellectuelle* dont on est fatalement atteint après une ou deux années de séjour dans les pays chauds. Ces aptitudes morbides d'un nouvel ordre réclament aussi bien que les maladies corporelles la sollicitude du médecin auquel incombe le devoir d'appeler l'attention de l'autorité sur la nécessité des mesures à adopter pour ces affections de l'ordre moral. L'oisiveté conduit dans les cabarets le soldat qui y cherche un remède contre l'ennui et le désœuvrement et ne trouve dans ces établissements (qui, bien plus qu'en France, pullulent dans nos colonies) que des éléments de destruction d'une santé qu'on a déjà beaucoup de peine à conserver intacte ; l'oisiveté livre ce jeune soldat aux regrets que lui font naître le souvenir de la famille qu'il a dû abandonner, l'idée de la patrie absente, le désir du retour en France dont le moment toujours vivement attendu paraît toujours trop éloigné. Ils sont nombreux ceux qui endurent et taisent ces souffrances morales, nombreux ceux dont l'entrée à l'hôpital n'a pas eu d'autre cause. Leur créer des distractions est une nécessité impérieuse dans ce pays où la vie est des plus fastidieuses. Dans l'intérieur des casernes, des jeux variés, la création d'une bibliothèque, des récompenses pour l'adresse dans les exercices ou les progrès vers les tendances studieuses, multiplier les moyens d'instruction, etc... tels sont les moyens, modifiables à l'envie et dont il serait difficile de compléter la série, qui pourront arrêter le désœuvré sur la pente irrésistible et immorale où l'entraînent l'ennui, la tristesse, le dégoût, la nostalgie. L'exemple des équipages à qui ces moyens procurent de nombreux moments de gaieté et de réjouissances contrastant si bien avec la monotonie de la navigation doit en encourager l'application. Le développement des facultés physiques, intellectuelles et morales du soldat en sera la conséquence heureuse, et le médecin en obtenant ce résultat verra les sacrifices que lui impose sa lourde tâche, récompensés par la satisfaction d'avoir rendu à la famille un soutien dévoué et à la patrie un serviteur utile.

VI. — BIBLIOGRAPHIE

Armand, *Lettres de l'expédition de Chine et de Cochinchine*, gazette médicale, 1862. — Bassignot, *De l'ulcère de Cochinchine*, Th. Strasbourg, 1864. — Benoist (de la Grandière, *Relation d'une traversée de Cochinchine en France*, à bord du transport mixte la Saône, Th. Paris, 1862. — Bernard, *Le Climat de la Cochinchine*, Th. Montpellier, 1867. — Bourgarel, *De la dyssenterie endémique dans la Cochinchine française*. Th. Montpellier. 1866. — Bourgault, *Des Transports des troupes et de malades à bord des bâtiments*, Th. Montpellier, 1865. — Chapuis, *De l'identité de l'ulcère observé à la Guyane Française avec celui décrit sous les noms de Ghéham, ulcère de Cochinchine, etc.*, Archives de médecine navale, 1864. — Col, *Histoire médicale du poste militaire du Bachtra (Cochinchine) du 1er mars 1861 au 15 avril 1863*, Th. Paris, 1864. — Cortambert et L. Rosny, *Tableau de la Cochinchine*, Paris, 1862. — Cras, *Remarques sur la marche des ulcères en Cochinchine*, Gazette des hôpitaux, 1862. — Didiot, *Relation médico-chirurgicale de l'expédition de Cochinchine*, Paris, 1865. — Disser, *De la fièvre rémittente bilieuse en Cochinchine*, Th. Montpellier, 1868. — Duteuil, *Quelques Notes médicales recueillies pendant un séjour de 5 ans en Chine, en Cochinchine et au Japon*, Paris, 1864. — Dutroulau, *Maladies des Européens dans les pays chauds* (2e édition), Paris, 1868. — Etienne, *Etude sur la matière médicale de la Cochinchine*,

Archives de médecine navale, 1869. — Faucherand, *Basse Cochinchine, considérations sur l'hygiène et les habitudes des indigènes*, Th. Montpellier. 1863. — Foucault, *Essai sur les Eaux du Cambodge (province de Mytho, Cochinchine)*, Archives de médecine navale, 1865. — Fournier, *Des fièvres paludéennes à détermination gastro-intestinale et à forme cholérique*, observées en Cochinchine, Th. Montpellier 1864. — Frontgous, *Considérations sur la Dyssenterie*, observée en Cochinchine, Th. Montpellier, 1866. — Gayme , *De la dyssenterie endémique dans la Basse - Cochinchine*, Th. Montpellier, 1866. — Girard la Barcerie, *La Cochinchine , son Climat et ses Maladies*, Th. Montpellier, 1868 — Guérin, *Essai sur l'ulcère de Cochinchine et de son identité avec certains autres ulcères exotiques et indigènes*, Th. Paris, 1868. — Guès, *Considérations sur les transports de malades et de convalescents de Cochinchine*, Montpellier, 1871. — Huguet, *Relation médicale d'une campagne dans les mers de Chine, Cochinchine et du Japon à bord du transport à batteries la Dryade*, Th. Paris, 1865. — Jean, *Quelques Considérations médicales à propos de l'expédition de Cochinchine, en 1861* Paris, 1863 — Julien, *Aperçu sur les Lésions anatomiques de la Dyssenterie en Cochinchine*, Th. Montpellier, 1864. — Lange, *De la Diphtérie, relation d'une épidémie de cette maladie observée à Tong-Kéou (Cochinchine)*, Th. Montpellier, 1869. — Laure, *Histoire médicale de la marine française en Chine et en Cochine*, Paris, 1865. — Leclerc, *Considérations sur la rectite dyssenterique et l'herpès circiné*, observés en Cochinchine, Th. Montpellier, 1871. — Lemoine, *Notes sur l'Etiologie, la Prophylaxie et l'hygiène de la dyssenterie dans les pays chauds*, Paris, 1868. — Linquette, *Une année en Cochinchine*. Recueil de Mémoires de médecine et de chirurgie militaires, 3e série, Tome XI. — Loureiro, *Flora Cochinchinensis*, Berolini, 1793. — Massin, *Quelques Maladies* observées en Chine et en Cochinchine. Th. Montpellier, 1866. — Moisson, *Essai sur l'ulcère de Cochinchine*, Th. Montpellier, 1864. — Mondot, *Etude sur la colique sèche, d'après les observations recueillies dans les mers de Chine et de Cochinchine, de 1860 à 1863*, Th Montpellier, 1864. — Morani, *Des formes de la Fièvre intermittente pernicieuse*, observées en Cochinchine, Th. Montpellier, 1868. — Pichez, *De la Dyssenterie endémique en Cochinchine*, Th. Montpellier, 1870. — Poujade, *Du Choléra dans la Cochinchine française*, Th. Paris, 1868. — Rabel, *Considérations sur plusieurs maladies graves qui ont sévi à bord du* Monge *pendant une campagne de l'année 1859 à 1864 en Chine, Cochinchine et Japon*, Th. Montpellier, 1865. — Rochette, *Des différentes formes de la Dyssenterie en Cochinchine*. Th. Paris, 1866. — Roumieu, *la colique sèche en Cochinchine*, Th. Montpellier. 1869 — Richaud, *Essai de Topographie Médicale de la Cochinchine française*, Archives de médecine navale, 1864. — Rochard (de Brest), *Note sur l'Ulcère de Cochinchine*, Gazette des hôpitaux 1862 — Thil, *Quelques remarques sur les principales maladies de la Cochinchine*. Th. Paris, 1866. — Thorel, *Notes médicales du voyage d'exploration du Mékong et de Cochinchine*, Paris, 1870. — Viaud, *L'île de Poulo Condore*, Archives de médecine navale, 1863. — Vidal, *De l'Ascaride lombricoïde au point de vue des maladies des Européens dans les mers de Chine et du Japon*, Th. Montpellier, 1865. — Vieillard, *De la fièvre bilieuse hématurique* observée en Cochinchine, Th. Paris, 1866.

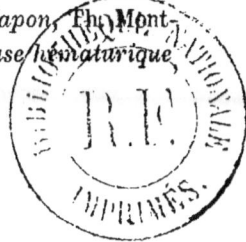

6565 Toulon. — Typ. et Lith. **F. Robert**, boulevard de Strasbourg, 56.

50